PFLEGEAUSBILDUNG GESTALTEN

Anke Jürgensen | Bettina Dauer

Handreichung für die Pflegeausbildung am Lernort Praxis

Bundesinstitut für Berufsbildung

Impressum

Zitiervorschlag:
Jürgensen, Anke; Dauer, Bettina: Handreichung für die Pflegeausbildung am Lernort Praxis. Bonn 2021

1. Auflage 2021

Herausgeber:
Bundesinstitut für Berufsbildung
Robert-Schuman-Platz 3
53175 Bonn
Internet: www.bibb.de

Publikationsmanagement:
Stabsstelle „Publikationen und wissenschaftliche Informationsdienste"
E-Mail: publikationsmanagement@bibb.de
www.bibb.de/veroeffentlichungen

Herstellung:
Verlag Barbara Budrich
Stauffenbergstraße 7
51379 Leverkusen
Internet: www.budrich.de
E-Mail: info@budrich.de

ISBN 978-3-96208-272-7 (Print)
ISBN 978-3-96208-271-0 (Open Access)
urn:nbn:de:0035-0921-4

Alle Abbildungen sind eigene Darstellungen.

Bibliografische Information der Deutschen Nationalbibliothek
Die deutsche Nationalbibliothek verzeichnet diese Publikation in der Deutschen Nationalbibliografie; detaillierte bibliografische Daten sind im Internet über http://dnb.dnb.de abrufbar.

VORWORT

„Willst du schnell gehen, gehe alleine. Willst du weit gehen, gehe mit anderen". So sagt man in Afrika. Und was ist auf einem weiten Weg willkommener als eine Handreichung? Mit Blick auf die vorliegende **Handreichung für die Pflegeausbildung am Lernort Praxis** ist daran nachdrücklich zu erinnern. Die Publikation verfolgt konsequent den komplexen Transfer der Pflegeberufe-Ausbildungs- und -Prüfungsverordnung (PflAPrV) und ist in einem breiten Kontext zu verorten.

Als anerkanntes Kompetenzzentrum für die Weiterentwicklung der beruflichen Ausbildung wurde das Bundesinstitut für Berufsbildung (BIBB) mit dem 2017 verabschiedeten Pflegeberufegesetz (PflBG) beauftragt, die Umsetzung der neuen Pflegeausbildung zu unterstützen. Stetig wachsende Auszubildendenzahlen zeigen, wie attraktiv der Pflegeberuf ist. Deutlich wurde aber auch: Im Sinne der Qualitätssicherung ist eine bundesweit abgestimmte Ausbildung notwendig. Daher gibt es erstmals national einheitliche empfehlende Rahmenlehr- und -ausbildungspläne für die Ausbildung zur Pflegefachfrau/zum Pflegefachmann, zur Gesundheits- und Kinderkrankenpflegerin/zum Gesundheits- und Kinderkrankenpfleger sowie zur Altenpflegerin/zum Altenpfleger.

Die Ausbildung soll Kompetenzentwicklung anbahnen und fördern. Grundlagen dafür bilden qualifizierte Praxisanleitende, eine gelungene Lernortkooperation zwischen ausbildenden Einrichtungen und der Pflegeschule, ein gut strukturierter Ausbildungsplan – sowie konkrete Umsetzungshilfen. Die im BIBB entwickelten Umsetzungshilfen für Ausbildungsberufe haben sich als wichtige Unterstützung in der Praxis bewährt und dienten als Orientierung für die Entwicklung der **Handreichung für die Pflegeausbildung am Lernort Praxis**.

Die Broschüre erläutert anschaulich die gesetzlichen Grundlagen für die Ausbildung sowie die Rahmenausbildungspläne der Fachkommission nach § 53 PflBG. Besonders wichtig sind praktische Handlungshilfen zur Planung und Durchführung der Ausbildung. Deshalb wünsche ich mir eine umfassende Verbreitung der Publikation bei allen, die mit der Pflegeausbildung befasst sind. Den Autorinnen der Handreichung danke ich herzlich für ihre engagierte und qualifizierte Arbeit.

Prof. Dr. Friedrich Hubert Esser
Präsident Bundesinstitut für Berufsbildung

INHALTSVERZEICHNIS

ABBILDUNGSVERZEICHNIS

TABELLENVERZEICHNIS

VERZEICHNIS DER INFOKÄSTEN

ABKÜRZUNGSVERZEICHNIS

AltPflAPrV	Ausbildungs- und Prüfungsverordnung für den Beruf der Altenpflegerin und des Altenpflegers
AltPflG	Gesetz über die Berufe in der Altenpflege (Altenpflegegesetz)
APF	Altenpflege
BIBB	Bundesinstitut für Berufsbildung
CE	Curriculare Einheit
GKKP	Gesundheits- und Kinderkrankenpflege
GKP	Gesundheits- und Krankenpflege
KB	Kompetenzbereich
KrPflAPrV	Ausbildungs- und Prüfungsverordnung für die Berufe in der Krankenpflege
KrPflG	Gesetz über die Berufe in der Krankenpflege (Krankenpflegegesetz)
KS	Kompetenzschwerpunkt
PFF	Pflegefachfrau
PFM	Pflegefachmann
PflBG	Gesetz über die Pflegeberufe (Pflegeberufegesetz)
PflAPrV	Ausbildungs- und Prüfungsverordnung für die Pflegeberufe (Pflegeberufe-Ausbildungs- und -Prüfungsverordnung)

1 EINLEITUNG

1.1 Ziele und Intentionen der Broschüre

Die Umsetzung des Pflegeberufegesetzes (PflBG) und der Pflegeberufe-Ausbildungs- und -Prüfungsverordnung (PflAPrV) stellt Pflegeschulen und ausbildende Einrichtungen vor große Herausforderungen. Nach § 54 PflBG und § 60 PflAPrV übernimmt das Bundesinstitut für Berufsbildung (BIBB) die Aufgabe, Informationen und unterstützende Angebote zur Organisation, Implementierung und Umsetzung der beruflichen Pflegeausbildungen aufzubauen und diese den Akteurinnen und Akteuren der Pflegeausbildung zur Verfügung zu stellen. Im Rahmen der Ausbildungsoffensive Pflege wurde zur Unterstützung der Umsetzung der neuen Pflegeausbildung durch das BIBB bisher die Broschüre „Kooperationsverträge der beruflichen Pflegeausbildung“ veröffentlicht. In Umsetzung des § 60 Absatz 5 PflAPrV hat das BIBB unter Beteiligung der Fachkommission den „Musterentwurf zum Ausbildungsnachweis“ entwickelt und veröffentlicht. Darüber hinaus stellen die „Empfehlungen für Praxisanleitende im Rahmen der Pflegeausbildung nach dem Pflegeberufegesetz (PflBG)“, welche in einem Fachworkshop für Praxisanleitende im März 2020 entwickelt wurden, eine weitere Hilfe zur Umsetzung der praktischen Pflegeausbildung dar (Veröffentlichung folgt).

Die vorliegende Handreichung soll darin unterstützen, die praktische Pflegeausbildung nach den neuen Regelungen umzusetzen. Sie richtet sich an die für die Pflegeausbildung Verantwortlichen aus ambulanten und stationären Einrichtungen, die als Träger oder als Kooperationspartner der Pflegeausbildung fungieren. In erster Linie sind damit gemeint: Praxisanleitende sowie pflegepädagogisch qualifizierte Mitarbeiter/-innen von Pflegeschulen. Deren gemeinsame Aufgabe besteht darin, die Ausbildung zu planen, die Lernorte zu koordinieren, in der Praxis anzuleiten, die Praxisbegleitung durchzuführen und den Ausbildungsplan zu prüfen. Auf Fachtagungen und Workshops haben gerade diese Akteurinnen und Akteure mit ihren Anfragen an das BIBB und ihren Rückmeldungen wertvolle Impulse für die Inhalte dieser Broschüre gegeben.

Die generalistische Pflegeausbildung richtet sich an eine sehr heterogene Gruppe von Auszubildenden, die – abhängig von ihrem Ausbildungsträger und ihren damit verbundenen Schwerpunkten – die einzelnen praktischen Einsätze mit sehr unterschiedlichen Lernvoraussetzungen absolvieren. Im Sinne der Kompetenzorientierung ist es gerade vor diesem Hintergrund wichtig, den individuellen Lernstand der Auszubildenden vor und nach der Durchführung von Anleitungssituationen und der Übernahme von Aufgaben im Pflegeprozess gut einzuschätzen und eine Weiterentwicklung zu ermöglichen. Ebenso bedeutend ist es für die Auszubildenden selbst, ihren Lernstand selbstständig zu reflektieren und ihre Entwicklung nachvollziehen zu können.

Die Aufgaben von Praxisanleitenden und jenen, die für die Koordination der praktischen Ausbildung zuständig sind, umfassen eine kontinuierliche Abstimmung mit der Einrichtung und der Pflegeschule. Dazu zählt die Entwicklung eines Ausbildungsplans, der auf das schuleigene Curriculum abgestimmt ist, die Anleitung und Begleitung von Auszubildenden aller drei möglichen Ausbildungsgänge und schließlich die Leistungsbewertung. Um diesen Aufgaben gerecht zu werden, ist eine umfassende Qualifikation und kontinuierliche Wissenserweiterung durch Fortbildungen notwendig.

1.2 Aufbau der Broschüre

Die Broschüre ist so aufgebaut, dass zu Beginn die Grundlagen für die praktische Ausbildung dargelegt werden, während in den folgenden Abschnitten zunehmend Bezug auf deren konkrete Gestaltung genommen wird. Ausführlich wird dabei auf die neuen Aufgaben und die Rolle der Praxisanleitenden, die Ziele der Ausbildung, die zu erwerbenden Kompetenzen und die Theorie-Praxis-Verzahnung eingegangen.

Nach einem kurzen historischen Überblick geht es in Kapitel 2 zunächst um die gesetzlichen Grundlagen für die praktische Ausbildung. Die Erläuterung der Ordnungsprinzipien der Kompetenzen in den Anlagen der PflAPrV bildet einen weiteren Schwerpunkt in diesem Kapitel. Die Kompetenzen, die in der Ausbildung zu erwerben sind, sollen anhand dieser Erläuterungen für die Gestaltung der praktischen Ausbildung verständlich und nutzbar gemacht werden. Ab Kapitel 2.6 werden die von der Fachkommission nach § 53 PflBG entwickelten Rahmenausbildungspläne für die praktische Ausbildung dargelegt und erläutert. Ergänzend zu den bereits von der Fachkommission veröffentlichten Begleitmaterialien werden hier Erläuterungen zur Kompetenzsteigerung und zu den auf die beruflichen Tätigkeiten ausgerichteten Aufgaben gegeben. Ab Kapitel 2.7 werden Empfehlungen zur Planung und Durchführung der praktischen Ausbildung gegeben, deren Inhalte auf den theoretischen und praktischen Unterricht an der Pflegeschule abgestimmt sein sollen. Damit verbunden ist eine sinnvolle Abfolge der praktischen Einsätze, durch die eine kontinuierliche Weiterentwicklung der Auszubildenden ermöglicht wird.

Kapitel 3 gibt auf der Grundlage der didaktischen Prinzipien der Ausbildung Hilfen zur Umsetzung. Alle drei möglichen Ausbildungsabschlüsse werden hier berücksichtigt: Pflegefachmann/Pflegefachfrau (PFF/PFM), Gesundheits- und Kinderkrankenpflege (GKKP) sowie Altenpflege (APF). In diesem Kapitel wird auch ein Schema von Indikatoren angeboten, mit denen eine Kompetenzsteigerung auf vier Niveaustufen über die Ausbildungszeit hinweg sichtbar gemacht werden kann. Konkrete und beispielhafte Anleitungssituationen für das erste und dritte Ausbildungsjahr sowie eine umfassende Lern- und Arbeitsaufgabe zur Theorie-Praxis-Verzahnung bilden den Abschluss des Kapitels. Kapitel 4 besteht aus einer Sammlung von Arbeitsmitteln und Instrumenten zur Umsetzung der praktischen Pflegeausbildung.

Damit jedes einzelne Kapitel auch für sich stehen und gelesen werden kann, sind Wiederholungen bewusst aufgenommen worden.

1.3 Anwendungshinweise

Die Broschüre stellt ein Unterstützungsangebot dar und empfiehlt an verschiedenen Stellen pädagogische Modelle und Konzepte, die lediglich als Anregung zu verstehen sind und dabei die didaktische Freiheit der Ausbildenden nicht einschränken sollen. Ausgehend von den Prinzipien, die den Rahmenplänen der Fachkommission nach § 53 PflBG zugrunde liegen, wurden die Konzepte und Modelle in den Anwendungsbezug bei der Umsetzung der praktischen Ausbildung gestellt. Daraus hervorgegangen sind auch die Beispiele in Kapitel 3 – drei Anleitungssituationen mit Arbeits- und Lernaufgaben auf verschiedenen Kompetenzniveaus für das erste und letzte Ausbildungsdrittel sowie eine umfassende Lern- und Arbeitsaufgabe – und die Instrumente in Kapitel 4, darunter eine Einsatzplanung, eine Checkliste, ein Kompetenznetz und Gesprächsleitfäden. Diese Instrumente können in verschiedenen Kontexten verwendet werden, beispielsweise im Zusammenhang mit Erst-, Zwischen- und Abschlussgesprächen, für eine Leistungseinschätzung oder im Rahmen der Praxisbegleitung.

Die für die Broschüre entwickelten Instrumente stehen für die weitere Bearbeitung und Benutzung zur Verfügung und können als offene Dateien auf der Homepage des BIBB (URL: https://www.bibb.de/veroeffentlichungen/de/publication/show/17175) abgerufen werden.

2 INFORMATIONEN ZUR PRAKTISCHEN AUSBILDUNG

2.1 Die praktische Ausbildung im historischen Wandel

Traditionell ist die Ausbildung in der Pflege in erster Linie praktisch ausgerichtet. Im ersten bundesweit gültigen Berufsgesetz von 1957 war festgelegt, dass die dreijährige Pflegeausbildung aus praktischem Unterricht und einem praktischen Jahr sowie einem 400-stündigen Lehrgang besteht. In diesem und allen hierauf folgenden Berufsgesetzen für die Alten- und die Krankenpflege, darin eingeschlossen später auch die Kinderkrankenpflege, ist bis heute geregelt, dass stets mehr als die Hälfte der Ausbildungszeit aus praktischer Ausbildung besteht.

Das Ziel der praktischen Ausbildung bestand mit dem Krankenpflegegesetz (KrPflG) von 1985 darin, die Kenntnisse der theoretischen Ausbildung zu vertiefen und in der Praxis „Fähigkeiten und Fertigkeiten zur verantwortlichen Mitwirkung bei der Verhütung, Erkennung und Heilung von Krankheiten" (§ 4 KrPflG 1985) vermittelt zu bekommen. Noch bis 2003 – mit dem Inkrafttreten des Altenpflegegesetzes (AltPflG) bzw. der Verabschiedung des 2003 reformierten Krankenpflegegesetzes – bestand die praktische Ausbildung in erster Linie darin, dass die Auszubildenden in verschiedenen Bereichen der beruflichen Praxis mitgearbeitet haben. Sie sollten in situativ veranlassten Instruktionen sowie durch gelegentliche Anleitung die erforderlichen Routinen, Fertigkeiten und Fähigkeiten erwerben. Weder der zeitliche Umfang oder die Art der Praxisanleitung noch die Qualifikation von Mentorinnen und Mentoren war bis dahin geregelt. Seit dem Jahr 2003 war mit den Berufsgesetzen für die Kranken- bzw. Altenpflege festgelegt, dass die Praxisanleitung durch entsprechend qualifiziertes Fachpersonal zu erfolgen hat.

Erstmals war im Krankenpflegegesetz von 2003 von „Kompetenzen" im Zusammenhang mit der beruflichen Pflegeausbildung die Rede. Dieses Konzept löste die zuvor verwendeten Begriffe „Kenntnisse, Fähigkeiten und Fertigkeiten" ab. Während letzteren noch ein vorrangig verrichtungsorientierter Gedanke zugrunde lag, beinhaltete nun „Kompetenzen" nicht nur fachliche und methodische, sondern auch personale und soziale Dimensionen. Damit wurde dem Umstand Rechnung getragen, dass berufliche Pflege nicht nur aus Maßnahmen auf der Grundlage theoretischen Wissens besteht, sondern stets in sozialen Kontexten und mit einer ethisch fundierten beruflichen Haltung erfolgt.

2.2 Gesetzliche Grundlagen für die Gestaltung der praktischen Ausbildung

Das Pflegeberufegesetz (PflBG) legt die Voraussetzungen, Rechte und Pflichten, die im Zusammenhang mit der Ausbildung und mit der Berufsausübung stehen, fest, während die Pflegeberufe-Ausbildungs- und -Prüfungsverordnung (PflAPrV) regelt, wie die Ausbildung und die Prüfungen auf der Grundlage des PflBG umzusetzen sind. Die Übersicht in Infokasten 1 stellt die für die praktische Ausbildung relevanten Paragrafen vor, auf die in dieser Broschüre Bezug genommen wird.

Mit dem PflBG und der PflAPrV wurden die rechtlichen Rahmenbedingungen geschaffen, unter denen umfassende Kompetenzen in der Pflegeausbildung erworben werden können. Um das Ausbildungsziel zu erreichen, verläuft die Ausbildung in aufeinander abgestimmtem **Wechsel von theoretischem und praktischem Unterricht einerseits und praktischer Ausbildung** andererseits. Weiterhin ist gesetzlich festgelegt, dass die praktische Ausbildung im Gesamtumfang von mindestens 2.500 Stunden in **verschiedenen Versorgungsbereichen** stattfindet. Unabhängig davon, ob der Träger ein Krankenhaus, ein ambulanter Pflegedienst oder eine Einrichtung der stationären Langzeitpflege ist, müssen die Auszubildenden verschiedene ambulante und stationäre Bereiche der Akut- und Langzeitversorgung durchlaufen sowie Bereiche der pädiatrischen und psychiatrischen Versorgung. Hinzu kommen weitere Einsätze, die z. B. in der Pflegeberatung, der Rehabilitation oder in der Palliativstation stattfinden können. Von all diesen Einsätzen soll mit mindestens 1.300 Stunden der überwiegende Teil beim Träger der praktischen Ausbildung absolviert werden. Die weiteren Stunden müssen, sofern die gesetzlich vorgesehenen Einsatzbereiche nicht vom Träger selbst abgedeckt werden können, in anderen Einrichtungen bei Kooperationspartnern durchgeführt werden.

Der Träger der Ausbildung erstellt einen eigenen **Ausbildungsplan**, der auf das schulinterne Curriculum abgestimmt ist und aus dem die zeitliche und inhaltliche Gliederung der Ausbildung hervorgeht. Die Rahmenausbildungspläne der Fachkommission nach § 53 PflBG bilden hierfür bundesweit empfehlende Vorgaben. Während ihrer Ausbildung erhalten die Auszubildenden auf der Basis dieses Ausbildungsplans geplante und strukturierte **Praxisanleitung** im Umfang von mindestens zehn Prozent der Einsatzzeit durch qualifizierte Praxisanleiterinnen und Praxisanleiter. Hierbei sollen sie schrittweise an die Wahrnehmung ihrer beruflichen Aufgaben herangeführt und zum Führen eines Ausbildungsnachweises angehalten werden. Des Weiteren soll im Orientierungseinsatz und in jedem Pflicht- sowie im Vertiefungseinsatz jeweils mindestens eine **Praxisbegleitung** durch Lehrende der Pflegeschule erfolgen. Hierbei sollen die Auszubildenden fachlich betreut und beurteilt sowie die Praxisanleiterinnen und Praxisanleiter von den Lehrenden unterstützt werden.

Infokasten 1: Gesetzliche Grundlagen für die praktische Pflegeausbildung

Pflegeberufegesetz

- **§ 5 PflBG** legt das Ausbildungsziel dar.
- **§ 6 PflBG** beschreibt Dauer und Struktur der Ausbildung, Abs. 3–5 beziehen sich auf die praktische Ausbildung.
- **§ 7 PflBG** regelt die Durchführung der praktischen Ausbildung.
- **§ 8 PflBG** beschreibt die Aufgaben des Trägers der praktischen Ausbildung, Abs. 3 benennt dessen Aufgabe zur Sicherstellung der praktischen Ausbildung auf der Grundlage eines Ausbildungsplans.
- **§ 10 PflBG** regelt die Aufgaben der Pflegeschule.
- **§ 16 PflBG** benennt die Mindestanforderungen an den Ausbildungsvertrag, in Abs. 2 Nr. 4 den Ausbildungsplan als Vertragsbestandteil.
- **§ 18 PflBG** regelt die Pflichten des Trägers der praktischen Ausbildung, wie etwa sicherzustellen, dass das Ausbildungsziel erreicht werden kann und dass Praxisanleitung im Umfang von zehn Prozent der Ausbildungszeit gewährleistet ist.
- **Teil 5 PflBG** besteht aus besonderen Vorschriften für die gesonderten Berufsabschlüsse in der Gesundheits- und Kinderkrankenpflege (§ 60 PflBG) sowie in der Altenpflege (§ 61 PflBG). § 59 PflBG beschreibt die Voraussetzungen und die Umsetzung des Wahlrechts der Auszubildenden.

Pflegeberufe-Ausbildungs- und -Prüfungsverordnung

- **§ 1 PflAPrV** beschreibt den Inhalt und die Gliederung der Ausbildung.
- **§ 3 PflAPrV** regelt die Umsetzung der praktischen Ausbildung, welche praktischen Einsätze zu absolvieren sind und in welchem Umfang diese beim Träger der praktischen Ausbildung bzw. in anderen Einrichtungen stattfinden sollen und wie der Ausbildungsnachweis zu gestalten ist.
- **§ 4 PflAPrV** regelt die Pflichten des Trägers der praktischen Ausbildung bezüglich der Praxisanleitung sowie die Qualifikation der Praxisanleitenden.
- **§ 5 PflAPrV** bezieht sich auf die Art und den Umfang der Praxisbegleitung, die von der Pflegeschule zu gewährleisten ist.
- **Anlage 7 PflAPrV** legt die Stundenverteilung im Rahmen der praktischen Ausbildung fest.

Per Gesetz ist zudem vorgesehen, dass Pflegeschulen einen **Ausbildungsnachweis** entwickeln sollen, der so gestaltet ist, dass sich aus ihm die abgeleisteten praktischen Einsätze sowie die entsprechende Kompetenzentwicklung der Auszubildenden feststellen lassen. Auszubildende haben diesen Nachweis zu führen. Der vollständig geführte Ausbildungsnachweis ist eine zwingende Voraussetzung für ihre Zulassung zur abschließenden staatlichen Prüfung. Der Musterentwurf zum Ausbildungsnachweis ist auf der Homepage des BIBB abrufbar.

2.3 Ziele der praktischen Ausbildung nach § 5 PflBG

Die Ausbildung in der Pflege soll es den Auszubildenden ermöglichen, all die Kompetenzen zu erwerben, die für die prozessorientierte Pflege von Menschen aller Altersstufen in verschiedenen Pflegesettings erforderlich sind. Das PflBG legt entsprechend in Paragraf 5 die Ziele der Ausbildung fest (siehe Infokasten 2). Hier wird das gesamte fachliche Gebiet umrissen, in dem professionelle Pflege durchgeführt wird, deren Adressaten und Zielstellung sowie die fachliche und ethische Basis der Pflege. Des Weiteren werden die Dimensionen beruflicher Handlungskompetenz benannt, die in der Ausbildung herausgebildet werden und welche die notwendige Voraussetzung dafür sind, professionell pflegerisch arbeiten zu können.

Infokasten 2: Ausbildungsziel nach § 5 PflBG

Übersicht zu § 5 PflBG

Absatz 1	benennt die Kompetenzdimensionen.
Absatz 2	gibt den Umfang und die Grundlagen professioneller Pflege an.
Absatz 3	listet die Befähigungen auf, die in der Ausbildung zu erwerben sind: ▸ selbstständig wahrzunehmende Aufgaben, ▸ eigenständig wahrzunehmende Aufgaben, ▸ interdisziplinäre Zusammenarbeit.
Absatz 4	benennt das professionelle, ethisch fundierte Pflegeverständnis und das berufliche Selbstverständnis.

§ 5 Absatz 1 PflBG – Kompetenzdimensionen

Mit § 5 Abs. 1 PflBG wurde die bisher übliche Einteilung in vier Kompetenzdimensionen (fachlich, methodisch, personal, sozial) weiter ausdifferenziert: in die „erforderlichen **fachlichen** und **personalen** Kompetenzen einschließlich der zugrundeliegenden **methodischen**, **sozialen**, **interkulturellen** und **kommunikativen** Kompetenzen und der zugrunde liegenden **Lernkompetenzen** sowie die Fähigkeit zum **Wissenstransfer** und zur **Selbstreflexion**" (siehe

Abbildung 1: Kompetenzdimensionen nach § 5 Abs. 1 PflBG

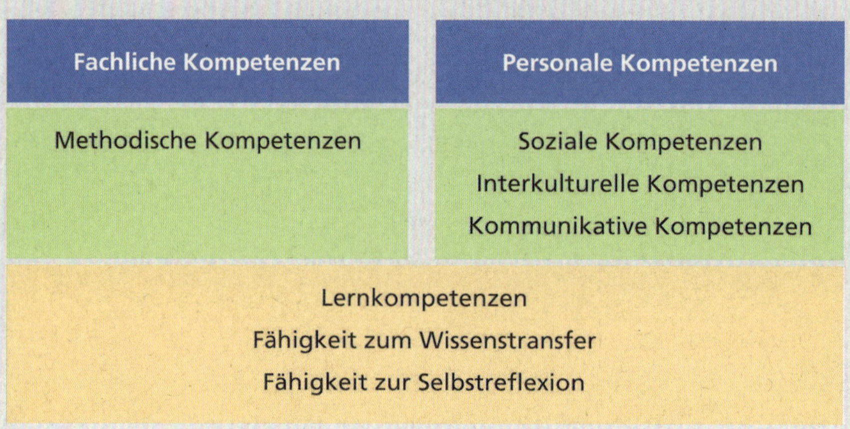

Abbildung 1). Die Ausbildung soll diese Kompetenzen so vermitteln, dass die Absolventinnen und Absolventen dazu in der Lage sind, Menschen in akuten und dauerhaften, in stationären und ambulanten Pflegesituationen selbstständig, umfassend und prozessorientiert zu pflegen.

§ 5 Absatz 2 PflBG – Umfang und Grundlagen professioneller Pflege

In § 5 Abs. 2 PflBG wird die Frage beantwortet, was im Sinne des Berufsgesetzes unter professioneller Pflege zu verstehen ist. Demnach umfasst professionelle Pflege:

- präventive, kurative, rehabilitative, palliative und sozialpflegerische Maßnahmen,
- Beratung und Begleitung in allen Lebensphasen, einschließlich der letzten Lebensphase,
- Unterstützung der Selbstständigkeit der zu pflegenden Menschen und Achtung ihrer Selbstbestimmung unter Berücksichtigung der Lebenssituation, des sozialen, kulturellen und religiösen Hintergrunds, der sexuellen Orientierung sowie der Lebensphase der zu pflegenden Menschen.

Die Grundlagen der professionellen Pflege sind:

- pflegewissenschaftliche, medizinische und weitere bezugswissenschaftliche Erkenntnisse sowie eine professionelle Ethik.

§ 5 Absatz 3 PflBG – Tätigkeitsbereiche professioneller Pflege

§ 5 Abs. 3 PflBG gibt im Einzelnen an, welche selbstständig, eigenständig oder interdisziplinär wahrzunehmenden pflegerischen Aufgaben am Ende der Ausbildung mindestens beherrscht werden müssen. Zudem sollen ein professionelles, ethisch fundiertes Pflegeverständnis und ein berufliches Selbstverständnis während der Ausbildung entwickelt und gestärkt werden. Mit der Angabe der Ausbildungsziele wird im Gesetz das Berufsprofil von Pflegefachpersonen erkennbar (vgl. IGL 2019, S. 97). Die charakteristischen Aufgaben im Rahmen der künftigen beruflichen Tätigkeit sind folgendermaßen unterteilt:

- **Selbstständig wahrzunehmende Aufgaben** sind pflegerische Handlungen, die eigenverantwortlich wahrgenommen werden, also keiner ärztlichen Anordnung bedürfen. Das meint vor allem die allein Pflegefachpersonen vorbehaltenen Tätigkeiten im Rahmen des Pflegeprozesses: Pflegebedarfserhebung, Pflegeplanung, Organisation, Steuerung, Gestaltung und Evaluation des Pflegeprozesses. Außerdem sind damit die Durchführung und Dokumentation der Pflege sowie selbstständig wahrzunehmende Aufgaben der Prävention, der Rehabilitation, der Beratung und Anleitung sowie lebenserhaltende Sofortmaßnahmen gemeint.
- **Eigenständig wahrzunehmende Aufgaben** sind ärztlich angeordnete medizinische oder pflegerische Maßnahmen im Rahmen der Diagnostik, Therapie und Rehabilitation.
- **Interdisziplinäre Aufgaben** umfassen die Kommunikation und Zusammenarbeit mit anderen Berufsgruppen.

2.3.1 Kompetenzentwicklung in der praktischen Ausbildung

Infokasten 3: Eine mögliche Definition von Kompetenzen

Was sind Kompetenzen?

Kompetenzen werden im Zusammenhang mit der (beruflichen) Bildung als individuelle Handlungsvoraussetzungen („Dispositionen") bezeichnet, die in Bildungsprozessen erworben werden. Kompetenzen umfassen Wissen, Fähigkeiten und Fertigkeiten und sind sowohl beeinflusst vom sozialen Umfeld, in dem sie erworben werden und zur Anwendung kommen, als auch von der Haltung und der Motivation der betreffenden Person. Kompetenzen werden für die Bewältigung variierender und umfassender beruflicher Aufgaben angewendet. Man geht davon aus, dass sie vorhanden sind, wenn die mehr oder weniger komplexen beruflichen Herausforderungen gemeistert werden. Somit werden Kompetenzen nur indirekt, also über das Handeln (die sog. „Performanz"), erkennbar.

Angelehnt an verschiedene Definitionen aus:
FACHKOMMISSION NACH § 53 PFLBG 2020b, S. 13
RÜSCHOFF 2019, S. 9f.

Lernen in der Praxis

Die berufliche Handlungskompetenz kann in einer sinnvollen Verknüpfung von Theorie und Praxis erworben und nur im praktischen Handeln auch eingeübt werden.

Das Lernen durch praktisches Handeln

- vollzieht sich aktiv handelnd in authentischen beruflichen Situationen im Kontext der Zusammenarbeit und bei der Arbeit mit Menschen,
- bekommt einen Sinn durch die Verknüpfung von Wissen, Handeln und Erfahrung und knüpft an bereits vorhandene Kompetenzen an,
- dient der beruflichen und persönlichen Identitätsbildung,
- ermöglicht eine Zunahme von Selbstständigkeit und Verantwortlichkeit (angelehnt an Dehnbostel 2007, S. 26).

Untersuchungen zu Lernprozessen in der praktischen Ausbildung zeigen, dass für den Erwerb beruflicher Handlungskompetenz in all ihren Dimensionen mehr als bloßes Mitarbeiten oder das Durchführen einzelner Verrichtungen erforderlich ist. Bei diesem sogenannten informellen Lernen in alltäglichen Arbeitsprozessen laufen zwar Lernprozesse ab, sie sind aber eher unbewusst und erzielen nicht immer das erwünschte Ergebnis (vgl. Dehnbostel 2007, S. 44ff.). Für die Entwicklung umfassender Kompetenz muss das in alltäglichen Prozessen informell Gelernte um regelmäßiges, initiiertes und gesteuertes Lernen ergänzt werden. Das erfolgt mithilfe spezieller Arbeitsaufgaben und in Form von geplanter und strukturierter, aber auch spontaner situativer Praxisanleitung sowie einer Reflexion des beruflichen Handelns und der eigenen Weiterentwicklung.

Die facettenreichen praktischen Lernorte stellen eine Vielzahl an Situationen bereit, anhand derer die Auszubildenden berufliche Erfahrungen machen und ihre Kompetenzen kontinuierlich weiterentwickeln können. Mit einer sinnvollen Verzahnung von theoretischen und praktischen Ausbildungsanteilen und wechselnden Lernorten kann von Anfang an das in der Theorie Gelernte mit praktischem Handeln verknüpft und erprobt werden. Der praktische Ausbildungsanteil bedeutet für die Auszubildenden, viele neue Eindrücke zu bekommen, die sowohl kognitiv als auch emotional verarbeitet werden müssen. Hinzu kommt, dass auch ein gewisses Arbeitspensum mit bisweilen komplexen Aufgaben zu bewältigen ist. Hinsichtlich der Verknüpfung von Praxis und Theorie kann das in der Praxis Gelernte und Erfahrene im theoretischen Teil hinterfragt, reflektiert und mit Hintergrundwissen angereichert werden. Damit werden die fachlichen Unterrichtsinhalte mit Leben gefüllt. Die Auszubildenden erlangen auf diese Weise einen Zuwachs an fachlichen, in der Praxis aber vor allem an methodischen sowie sozialen, interkulturellen und kommunikativen Kompetenzen (siehe Abbildung 2).

Abbildung 2: Kompetenzerwerb durch Verzahnung von Theorie und Praxis (eigene Darstellung)

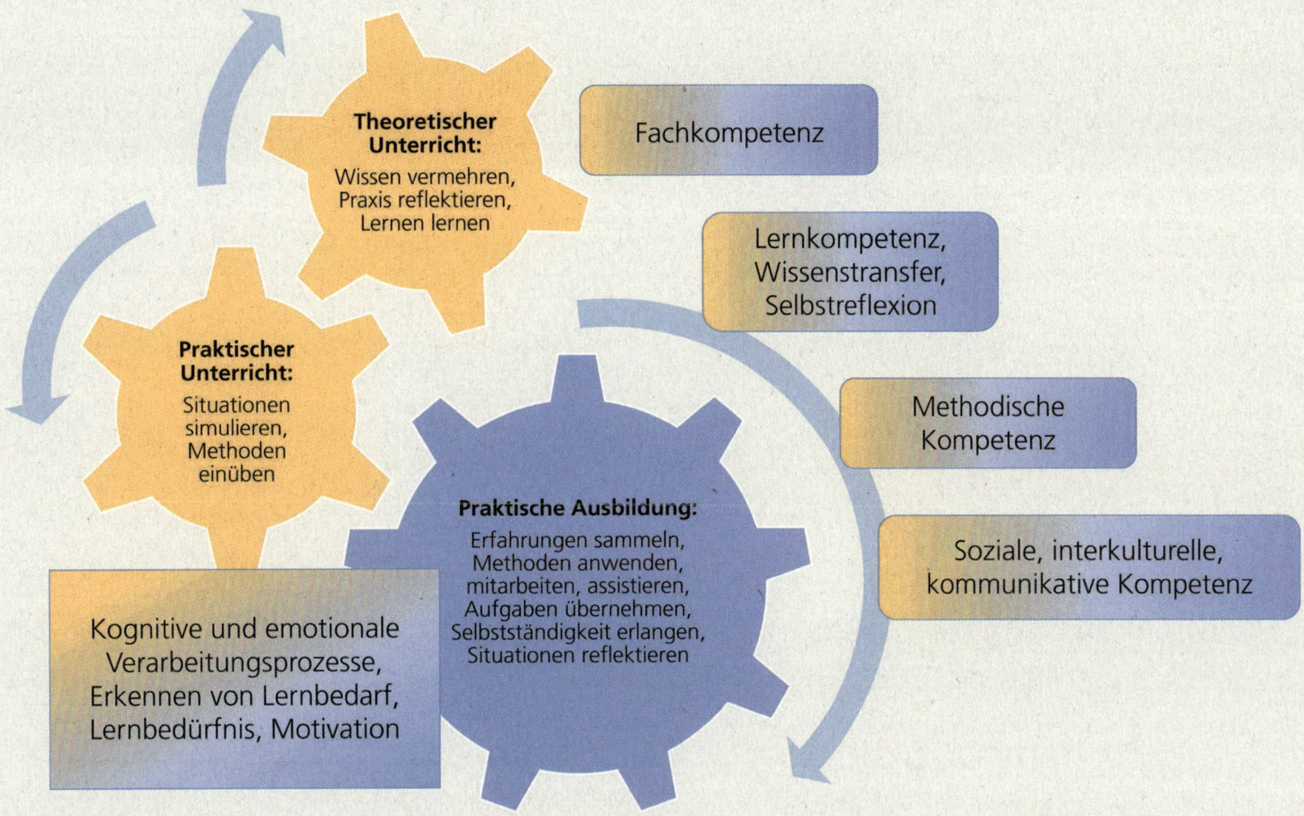

Auszubildende sind mit Fragestellungen aus der Praxis, auf die sie noch keine Antworten haben, oder mit komplexen beruflichen Situationen, für die sie noch kein ausreichendes Repertoire an Handlungsmöglichkeiten und Fachwissen haben, dazu aufgefordert, ihr Wissen und Können stetig zu erweitern. Das Erkennen der eigenen Grenzen ist die Voraussetzung für Offenheit, Neugier und die Motivation, etwas Neues lernen zu wollen. Dem begegnet die gezielte Praxisanleitung mit Aufgaben, die an den Pflegeprozess gebunden sind, und unterstützt und fördert damit Schritt für Schritt die Kompetenzentwicklung. Das Erkennen von beruflichen Situationen, für die weiteres Lernen erforderlich ist, und die Motivation zum Weiterlernen werden bereits in der Ausbildung angelegt und wirken im Sinne des lebenslangen Lernens über diese hinaus.

Der Lernort Praxis nimmt auch hinsichtlich der Persönlichkeitsbildung und der Entwicklung einer beruflichen Identität der zukünftigen Berufsangehörigen eine Schlüsselrolle in der Pflegeausbildung ein. Pflegefachpersonen, allen voran die Praxisanleitenden, stellen mit ihrer Haltung und ihrer Arbeitsweise ein Identifikationsangebot für die Auszubildenden dar. Während der alltäglichen Arbeitsprozesse bilden sich bei den Auszubildenden Gewohnheiten, Einstellungen und Werte heraus. Sie nehmen sich in ihrer beruflichen Sozialisation als Angehörige einer Einrichtung und damit als Teil eines Systems wahr, in dem Vorgänge stattfinden, die sie vor dem Hintergrund ihrer Haltung und Einstellung bewerten. Um dieses informell Gelernte sichtbar zu machen und zu hinterfragen, sind sie als aktiv Tätige in diesem Kontext dazu angehalten, ihre eigene Entwicklung und ihre Position in und zu diesem System sowie ethische Fragestellungen und Dilemmata zu reflektieren. Wenn dieser Reflexion auch regelmäßig ausreichend Raum gegeben wird, ist der praktische Teil der Ausbildung maßgeblich an der Entwicklung der persönlichen Kompetenz der Auszubildenden beteiligt.

2.3.2 Merkmale der Theorie-Praxis-Verzahnung

Mehr als zuvor werden mit dem Pflegeberufegesetz und der Pflegeberufe-Ausbildungs- und -Prüfungsverordnung an zahlreichen Stellen Regelungen getroffen, wie und mit welchen Mitteln eine Verschränkung von theoretischem und praktischen Unterricht am Lernort Schule mit der praktischen Ausbildung in den Einrichtungen gewährleistet werden soll.

Über die drei Jahre der Ausbildung ist eine kontinuierliche Kompetenzentwicklung vorgesehen, die mit verschiedenen Instrumenten gesteuert bzw. nachgewiesen werden soll. Mit der Vorgabe einer gewissen **Abfolge der Einsätze** sowie mit dem **Ausbildungsnachweis** soll sichergestellt werden, dass die praktische Ausbildung und der theoretische und praktische Unterricht eine kontinuierliche Kompetenzentwicklung ermöglichen. Neben den Ausbildungsnachweisen und der geplanten und strukturierten **Praxisanleitung** im Umfang von zehn Prozent der Einsatzzeit sowie der situativen Praxisanleitung sind zudem Leistungsnachweise vorgesehen. Dazu gehören **qualifizierte Leistungseinschätzungen** durch Praxisanleitende, **Praxisbegleitung** einhergehend mit einer Beurteilung durch Lehrende der Pflegeschule, **Jahreszeugnisse** und die **Zwischenprüfung** nach den ersten beiden Dritteln der Ausbildung. Diese Regelungen wirken sich nicht nur auf die Lernortkooperation und die Ausbildungsplanung aus (siehe Kapitel 2.7 und Kapitel 3.1), sondern auch auf die Gestaltung der praktischen Ausbildung (siehe Kapitel 3.2). In Abbildung 3 sind die vom Gesetzgeber vorgesehenen Praxiseinsätze, die Leistungsnachweise, die Praxisanleitung und die Praxisbegleitung im Ausbildungsverlauf zusammengefasst grafisch dargestellt.

In den Rahmenplänen der Fachkommission nach § 53 PflBG sind verschiedene didaktische Mittel beschrieben, mit denen der Transfer zwischen Theorie und Praxis gestaltet werden kann: Der in den curricularen Einheiten des Rahmenlehrplans empfohlene Simulationsunterricht sowie die dort beschriebenen Lern- und Arbeitsaufgaben führen Auszubildende Schritt für Schritt an ihre Aufgaben in der Praxiseinrichtung heran. Die Arbeits- und Lernaufgaben, die im Rahmenausbildungsplan beschrieben sind, sind Empfehlungen für geplante und strukturierte Praxisanleitungen oder auch für Phasen des selbstständigen Lernens während der Praxiseinsätze (siehe Kapitel 2.6.1). Die Lern- und Arbeitsaufgaben aus dem Rahmenlehrplan und die Arbeits- und Lernaufgaben aus dem Rahmenausbildungsplan sind sowohl aufeinander als auch auf die Ausrichtung der jeweiligen praktischen Einsätze und die Ausbildungsphase bezogen.

Abbildung 3: Aufbau der praktischen Pflegeausbildung

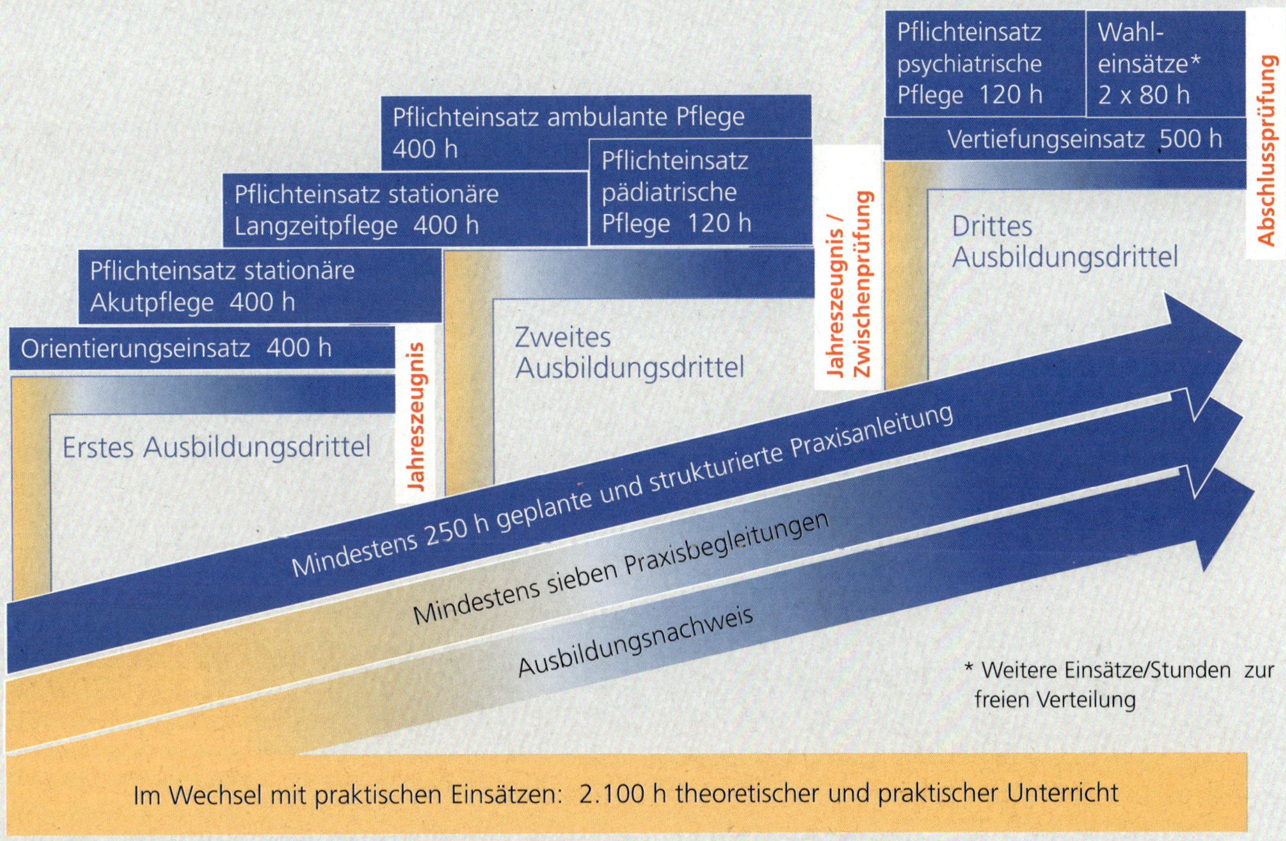

Abfolge der praktischen Einsätze (Anlage 7 PflAPrV)

Die Ausbildung beginnt mit dem Orientierungseinsatz beim Träger der praktischen Ausbildung, in dem die Auszubildenden erste Einblicke in die praktische Pflegetätigkeit bekommen sollen. In den nachfolgenden Pflichteinsätzen, in der stationären und ambulanten Akut- und Langzeitversorgung sowie in der pädiatrischen Versorgung, erhalten sie einerseits Einblicke in die Bandbreite der beruflichen Pflege und vertiefen andererseits ihr Wissen und Können in verschiedenen Bereichen. Je nachdem, in welchem Versorgungsbereich ihr Orientierungseinsatz stattgefunden hat, bringen sie mehr oder weniger Vorwissen und Erfahrung für die nachfolgenden Pflichteinsätze mit. Mit fortgeschrittenen Kompetenzen werden die Auszubildenden im letzten Drittel in der psychiatrischen Versorgung und ggf. in einem weiteren Bereich der Pflege eingesetzt. Dieser weitere Einsatz kann z. B. im Hospizbereich, in der Rehabilitation oder in der Beratung stattfinden. Der längste Einsatz im letzten Drittel der Ausbildung ist der Vertiefungseinsatz, in dem die Auszubildenden – wie der Name schon sagt – ihre Kompetenzen auf der Grundlage ihrer Vorerfahrungen vertiefen. Der praktische Teil der abschließenden staatlichen Prüfung soll im Versorgungsbereich des Vertiefungseinsatzes stattfinden.

Abstimmung von schulinternem Curriculum und Ausbildungsplan der Einrichtung

Die Auszubildenden sollen dazu befähigt werden, die jeweils im Unterricht bzw. in den praktischen Einsätzen erworbenen Kompetenzen aufeinander zu beziehen und weiterzuentwickeln. Um das zu gewährleisten, sind verschiedene organisatorische Maßnahmen zur Lernortkooperation und didaktische Mittel erforderlich. Hierzu zählt, den Ausbildungsplan mit dem schulinternen Curriculum so abzustimmen, dass die Inhalte des theoretischen und praktischen Unterrichts in die praktische Ausbildung einfließen und andersherum (siehe auch Kapitel 2.7). In der Ausbildung soll den Auszubildenden ausreichend Zeit und Gelegenheit gegeben werden, ihre im Unterricht und in den praktischen Einsätzen erworbenen Kompetenzen einzuüben und zu vertiefen, sodass sie die praktischen Fertigkeiten entwickeln können, die für die Pflege von Menschen aller Altersgruppen in den verschiedenen Pflegebereichen erforderlich sind.

Praxisanleitung

Nach § 4 PflAPrV ist es die Aufgabe der Praxisanleitung, die Auszubildenden schrittweise an die Wahrnehmung der beruflichen Aufgaben als professionell Pflegende heranzuführen. In jedem Einsatz umfasst die geplante und strukturierte Praxisanleitung einen Anteil von mindestens zehn Prozent der Einsatzzeit. Darüber hinaus findet auch spontane und situative Praxisanleitung statt. Im Rahmen der Praxisanleitung sollen die Auszubildenden Aufgaben erhalten, die ihrem Lernstand entsprechen, sodass diese damit weder über- noch unterfordert sind. Der Gesetzgeber führt dazu aus, dass den Auszubildenden nur Aufgaben übertragen werden dürfen, die dem Ausbildungszweck und dem Ausbildungsstand entsprechen und die den physischen und psychischen Kräften der Auszubildenden angemessen sind. Praktisch bedeutet das – auch vor dem Hintergrund, dass die Auszubildenden mit sehr unterschiedlichen Vorerfahrungen jeden neuen Praxiseinsatz beginnen –, dass zunächst der aktuelle individuelle Lernstand ermittelt werden muss. Hieran knüpfen die Anforderungen während des Einsatzes an, sodass der Weg der Kompetenzentwicklung auch beschritten werden kann.

Mit § 4 PflAPrV werden die Aufgaben und die Qualifikation von Praxisanleitenden ausdifferenziert. Praxisanleitende tragen mit ihren neuen Aufgaben mehr Verantwortung, vor allem bei der Sicherstellung des Theorie-Praxis-Transfers und bei der Leistungsbewertung. Sie gestalten im Umfang von mindestens zehn Prozent der Einsatzzeit Anleitungssituationen auf der Grundlage des Ausbildungsplans, an dessen Entwicklung sie im Idealfall mitgewirkt haben und der mit dem Curriculum der Pflegeschule abgestimmt ist. Sie übernehmen dabei die Aufgabe, die Erwartungen der Schule, des Trägers der Ausbildung und der Auszubildenden miteinander in Einklang zu bringen. Auszubildende werden von den Praxisanleitenden dazu angehalten, ihren Ausbildungsnachweis regelmäßig und kontinuierlich zu führen. Mit der kompetenzorientierten Ausbildung verbunden ist auch eine regelmäßige Feststellung des individuellen Lernstands der Auszubildenden sowie eine qualifizierte Leistungseinschätzung. Aus dieser geht hervor, inwieweit sie die zu erwartenden Kompetenzen erworben haben und ob sie mit gezielten

Maßnahmen unterstützt werden sollen. Praxisanleitende haben als Mitglied des Prüfungsausschusses nach § 10 PflAPrV auch die Aufgabe, Abschlussprüfungen abzunehmen.

Je nach Träger der praktischen Ausbildung und der damit verbundenen Ausrichtung des Orientierungseinsatzes zu Beginn der Ausbildung kommen die Auszubildenden in die nachfolgenden Pflichteinsätze mit individueller Vorerfahrung. Während ein Teil der Auszubildenden in einem ähnlichen Versorgungsbereich bereits Vorerfahrungen sammeln konnte und auch in der Pflegeschule eine theoretische Basis erworben hat, startet ein anderer Teil mit nur sehr wenig Vorerfahrung und Vorwissen in einen Pflichteinsatz. Dadurch, dass die Auszubildenden von ihnen zur regelmäßigen Reflexion ihrer Kompetenzen angehalten werden, können Praxisanleitende rechtzeitig mit unterstützenden Lernangeboten auf Bedarfe reagieren. Zugleich sind Praxisanleitende auch die Vermittler/-innen zwischen theoretischem und praktischem Unterricht einerseits und den praktischen Ausbildungsinhalten andererseits. In den verschiedenen Settings der Praxiseinsätze können vermeintliche Widersprüche zwischen Theorie und Praxis aufgedeckt und geklärt werden. Die Auszubildenden sollten ausreichend Zeit bekommen, um das theoretisch Gelernte in der Praxis umzusetzen, es zu hinterfragen und zu vertiefen, sich selbst zu reflektieren und die Anwendung von pflegerischen Maßnahmen in verschiedenen Situationen kennen zu lernen. Bei der Praxisbegleitung durch Lehrende der Pflegeschule können Praxisanleitende mit diesen gemeinsam auf den individuellen Lernstand der Auszubildenden eingehen und den Transfer theoretischer Inhalte mit Bezug auf authentische Pflegesituationen thematisieren. Zum Abgleich der Lernangebote der Einrichtung mit denen der Pflegeschule empfiehlt es sich darüber hinaus, dass Praxisanleitende und Lehrende der Pflegeschule in einen regelmäßig stattfindenden Austausch treten, was z. B. in Form von Praxisanleiterkonferenzen gewährleistet werden kann.

Hinweise zur Planung und Durchführung einer Praxisanleiterkonferenz und Erläuterungen zum beruflichen Selbstverständnis der Praxisanleitenden gibt es in der BIBB-Publikation „Empfehlungen für Praxisanleitende im Rahmen der Pflegeausbildung nach dem Pflegeberufegesetz (PflBG)" (in Vorbereitung).

Die Rolle der Praxisanleitenden kann folgendermaßen zusammengefasst werden:

Praxisanleitende

- initiieren Lernprozesse,
- wählen Arbeitsaufgaben so aus, dass sie die Lernenden in ihrer Entwicklung unterstützen,
- stehen als Ansprechpartner/-innen zur Verfügung,
- lassen Fehler und Umwege als Lernchancen zu,
- regen zur Reflexion der Arbeitsergebnisse und -erfahrungen an,
- vermitteln Methoden des Selbstlernens,
- fördern Kompetenzen, die zu selbstorganisiertem Lernen befähigen,
- unterstützen die Auszubildenden in der Entwicklung einer selbstständigen und eigenständigen Arbeitsweise,
- vermitteln effektives Zusammenarbeiten.

Um allen Aufgaben auch gerecht werden zu können, ist im PflBG und in der PflAPrV vorgesehen, dass Praxisanleitende, die die Praxisanleitung im Orientierungseinsatz und in den drei Pflichteinsätzen nach § 7 Absatz 1 PflBG sowie im Vertiefungseinsatz übernehmen, sowohl über mindestens ein Jahr Berufserfahrung – möglichst im jeweiligen Versorgungsbereich – verfügen als auch eine berufspädagogische Zusatzqualifikation zum/zur Praxisanleiter/-in von mindestens 300 Stunden nachweisen können (vgl. § 4 PflAPrV). Für Praxisanleitende mit einer Qualifikation, die vor dem 1. Januar 2020 abgeschlossen war, gilt ein Bestandsschutz, sodass ihre Weiterbildung der 300-stündigen berufspädagogischen Zusatzqualifikation gleichgestellt ist. Für die Praxisanleitenden, die die Praxisanleitung im Orientierungseinsatz, in den drei Pflichteinsätzen nach § 7 Abs. 1 PflBG sowie dem Vertiefungseinsatz übernehmen, sind darüber hinaus jährlich 24 Stunden berufspädagogische Fortbildungen verpflichtend.

Für die Praxisanleitung im Pflichteinsatz der pädiatrischen und psychiatrischen Versorgung sowie den sogenannten weiteren Einsätzen nach § 7 Abs. 2 PflBG wird in § 4 Abs. 2 Satz 2 PflAPrV gefordert, dass sie durch entsprechend qualifizierte Fachkräfte erfolgen soll. Daraus kann abgeleitet werden, dass auch von den in diesen Einsätzen tätigen Praxisanleitenden eine Qualifikation durch Berufserfahrung in ihrem jeweiligen Tätigkeitsbereich sowie berufspädagogische Fähigkeiten erwartet werden. Eine Pflicht zum Nachweis einer absolvierten mindestens 300-stündigen berufspädagogischen Zusatzqualifikation und zu kontinuierlichen jährlichen Fortbildungen ist für die Praxisanleitung im Pflichteinsatz der pädiatrischen und psychiatrischen Versorgung sowie in den weiteren Einsätzen jedoch nicht durch das PflBG und die PflAPrV verankert.

Praxisbegleitung

Die Praxisbegleitung am Lernort Praxis erfolgt durch Lehrende der Pflegeschule jeweils einmal im Orientierungseinsatz, in allen fünf Pflichteinsätzen und im Vertiefungseinsatz, damit insgesamt also mindestens siebenmal während der Ausbildung. Die Praxisbegleitung hat den Zweck, die Auszubildenden fachlich zu betreuen und zu beurteilen sowie die Praxisanleitenden zu beraten und zu unterstützen. Mit dem unmittelbaren Bezug zu realen Pflegesituationen kann dabei festgestellt werden, wie gut der Theorie-Praxis-Transfer gelingt.

Die Auszubildenden werden dazu angehalten, bei der beaufsichtigten Durchführung pflegeberuflicher Handlungen den Entwicklungsstand ihrer Kompetenzen zu demonstrieren und zu reflektieren. Zu diesen pflegeberuflichen Handlungen können beispielsweise direkte pflegerische Maßnahmen oder Beratungen mit zu pflegenden Menschen oder auch Fallbesprechungen gehören. Ausführlichere Hinweise zur Praxisbegleitung gibt die BIBB-Veröffentlichung „Handreichung für die Pflegeausbildung am Lernort Pflegeschule" (als BIBB-Preprint erschienen).

2.3.3 Ausbildungsnachweis

Vom Bundesinstitut für Berufsbildung (BIBB) wurde unter Einbezug der Fachkommission nach § 53 PflBG der Musterentwurf zum Ausbildungsnachweis entwickelt, um den Bildungsstätten und Verantwortlichen für die Pflegeausbildung eine Vorlage zu geben, die sie nach ihren individuellen Gegebenheiten ergänzen und anpassen können. Die Pflegeschulen sind verpflichtet, den Ausbildungsnachweis so zu gestalten, dass sich aus ihm die Ableistung der praktischen Ausbildungsanteile in Übereinstimmung mit dem Ausbildungsplan und eine entsprechende Kompetenzentwicklung feststellen lassen.

Der Musterentwurf enthält alle vom Gesetzgeber vorgesehenen Nachweise, also eine Einsatzplanung sowie Nachweise der Einsätze, der Praxisanleitung, der Zwischenprüfung und der Nachtdienste. Er wird ergänzt durch eine Vorlage für die Beschreibung der Arbeits- und Lernaufgaben, die aus dem Ausbildungsplan hervorgehen und Gesprächsprotokollvorlagen für Erst-, Zwischen- und Abschlusssowie Beratungs- und Reflexionsgespräche im Rahmen der Praxisbegleitung. Der Musterentwurf kann weiterhin durch einrichtungsspezifische Nachweise ergänzt werden, z. B. für interne Fortbildungen oder die Einweisung in die Handhabung pflegerischer oder medizinischer Geräte und Instrumente.

Der Ausbildungsnachweis wird von den Auszubildenden kontinuierlich über die gesamte Ausbildung hinweg geführt. Hiermit wird es möglich, den Verlauf und den Fortschritt der Ausbildung sowie getroffene Vereinbarungen zeitnah sichtbar bzw. nachvollziehbar zu machen. Der Nachweis korrespondiert mit dem Ausbildungsplan und ist wie ein Lernportfolio gestaltet. Damit weisen Auszubildende nicht nur formal ihre praktischen Einsätze nach, sondern dokumentieren auch Lernprozesse und Entwicklungsschritte. Durch das eigenständige Führen des Ausbildungsnachweises sind die Auszubildenden zur Reflexion über die Inhalte und den Verlauf ihrer Ausbildung sowie ihre persönliche Kompetenzentwicklung angehalten.

Es ist empfehlenswert, dass Auszubildende am ersten Tag ihres Einsatzes ihren Ausbildungsnachweis zusammen mit etwaigen Lern- und Arbeitsaufgaben bzw. Praxisaufträgen aus der Pflegeschule mitbringen und zur Vorbereitung des Erstgesprächs nutzen. Während des Einsatzes sollten sich die Auszubildenden regelmäßig, ggf. gemeinsam mit den Praxisanleitenden, mit der Aktualisierung des Nachweises befassen. Am besten ist hierfür eine feste Zeit, z. B. einmal pro Woche, in der Dienstplanung vorzusehen. Wenn noch nicht geschehen, können dabei die geplanten und strukturierten Anleitungssituationen dokumentiert oder ein anstehendes Gespräch bzw. eine Praxisbegleitung vorbereitet werden. Innerhalb der Einsatzzeit, spätestens am Ende jedes Einsatzes, sollten die Auszubildenden die erforderlichen Handzeichen bzw. Unterschriften für den Ausbildungsnachweis einholen. Gerade bei dezentralen Ausbildungseinrichtungen ist nicht immer gewährleistet, dass die Auszubildenden die Unterschriften problemlos im Nachhinein einholen können. Mit dem Ausbildungsnachweis sollte sorgsam umgegangen werden und dieser sollte sicher verwahrt werden, denn er stellt ein Dokument dar, das für die Zulassung zur abschließenden Prüfung zwingend erforderlich ist (vgl. § 11 Abs. 2 PflAPrV). Nach jedem Einsatz sollte der Ausbildungsnachweis bei der Pflegeschule vorgelegt werden, denn sie ist im Rahmen ihrer Gesamtverantwortung für die Pflegeausbildung nach § 10 Abs. 2 PflBG dazu verpflichtet zu prüfen, ob die praktische Ausbildung gemäß dem Ausbildungsplan durchgeführt wird.

2.4 Vom PflBG über die PflAPrV zum Rahmenausbildungsplan

Ehemals waren in der Ausbildungs- und Prüfungsverordnung für die Berufe in der Krankenpflege (KrPflAPrV) – geltend für die Gesundheits- und Krankenpflege (GKP) und die Gesundheits- und Kinderkrankenpflege (GKKP) – vier Wissensgrundlagen und zwölf Themenbereiche benannt. Diese Themenbereiche waren als Zielstellung für die Ausbildung formuliert und richteten sich an die Lehrenden und Ausbildenden. Die Auszubildenden sollten dazu befähigt werden, berufliche Handlungen vollziehen zu können und eine professionelle Haltung zu entwickeln. In der Altenpflege-Ausbildungs und Prüfungsverordnung (AltPflAPrV) waren vier Lernbereiche der Altenpflege (APF) angegeben, die sich in 14 Lernfelder untergliederten. Diese Lernbereiche bzw. Lernfelder gaben die inhaltliche Orientierung der Altenpflegeausbildung wieder.

Nun erhalten die Inhalte und Ziele der Ausbildung mit der jetzt geltenden Pflegeberufe-Ausbildungs- und -Prüfungsverordnung (PlfAPrV) eine neue Systematik. Neu ist, dass für die drei möglichen Abschlüsse in den Pflegeberufen in den Anlagen 1 bis 4 der PflAPrV fünf Kompetenzbereiche mit 16 Kompetenzschwerpunkten angegeben sind, welche die Absolventinnen und Absolventen am Ende der Ausbildung vorweisen müssen (siehe Tabelle 1).

Tabelle 1: Gliederung der Inhalte und Ziele der Pflegeausbildungen nach Ausbildungs- und Prüfungsverordnungen bis 2019 und ab 2020

	KrPflAPrV bis 31.12.2019	AltPflAPrV bis 31.12.2019	PflAPrV seit 01.01.2020
Abschluss	Gesundheits- und Krankenpfleger/-in; Gesundheits- und Kinderkrankenpfleger/-in	Altenpfleger/-in	Pflegefachfrau/Pflegefachmann; Gesundheits- und Kinderkrankenpfleger/-in; Altenpfleger/-in
Oberste Ebene	4 Wissensgrundlagen	4 Lernbereiche	5 Kompetenzbereiche
Mittlere Ebene	12 Themenbereiche	14 Lernfelder	16 Kompetenzschwerpunkte
Unterste Ebene	Ziele	Inhalte	Kompetenzen

Verglichen mit den bisherigen Ausbildungs- und Prüfungsverordnungen, in denen Ziele (GKP/GKKP) bzw. Inhalte (APF) angegeben waren, sind mit Kompetenzen umfassende und nachhaltige Lernergebnisse in direkter Verbindung mit beruflichen Handlungssituationen beschrieben. Mit Kompetenzen ist ein sogenannter *Outcome* gemeint. Das heißt, die Absolventinnen und Absolventen verfügen über Kenntnisse, Fähigkeiten und Fertigkeiten, die sie auch noch nach der Ausbildung an neue Herausforderungen anzupassen und weiterzuentwickeln in der Lage sind.

2.5 Ordnungsprinzipien der Kompetenzen in der PflAPrV

Zunächst fällt in den Anlagen 1 bis 4 der PflAPrV im Vergleich mit den früheren Ausbildungs- und Prüfungsverordnungen die große Fülle an Kompetenzen auf, die zum Zeitpunkt der Zwischenprüfung (Anlage 1 PflAPrV) bzw. beim Abschluss der Ausbildung (je nach Ausrichtung gelten die Anlagen 2, 3 oder 4 PflAPrV) nachgewiesen werden sollen. Diese Kompetenzen sollen demgemäß während der gesamten Ausbildung gezielt angebahnt und schrittweise erworben werden.

2.5.1 Die fünf Kompetenzbereiche

Fünf Kompetenzbereiche (KB), bezeichnet mit den römischen Ziffern I bis V, bilden die erste Gliederungsebene in den Anlagen der PflAPrV. Allen voran steht KB I *(Pflegeprozesse und Pflegediagnostik in akuten und dauerhaften Pflegesituationen verantwortlich planen, organisieren, gestalten, durchführen, steuern und evaluieren)*, der hier und im Folgenden kurz **KB I Pflegeprozess** genannt wird. In diesem Bereich sind all die Kompetenzen benannt, die für die vorbehaltenen Tätigkeiten erforderlich sind, also die Erhebung des Pflegebedarfs, die Organisation, Gestaltung und Steuerung des Pflegeprozesses sowie die Analyse, Evaluation, Sicherung und Entwicklung der Qualität der Pflege. Entsprechend groß ist die Gewichtung dieses Kompetenzbereichs, für den 1.000 Stunden in der theoretischen Ausbildung vorgesehen sind (vgl. Anlage 6 PflAPrV) und der in allen Versorgungsbereichen eine zentrale Rolle einnimmt, in denen die praktische Pflegeausbildung durchgeführt wird.

Die Kompetenzen aus KB II *(Kommunikation und Beratung personen- und situationsorientiert gestalten)* – hier und im Folgenden kurz: **KB II Kommunikation** – beziehen sich auf Interaktionen mit zu pflegenden Menschen sowie deren Angehörigen. Kommunikation stellt einen inhärenten Bestandteil der pflegerischen Handlungen in jedem Versorgungssetting dar. Eine zentrale Aufgabe von Pflegefachpersonen zur Verhütung oder Kompensation von gesundheitlichen Einschränkungen besteht in der Beratung und Anleitung von Betroffenen.

In KB III *(Intra- und interprofessionelles Handeln in unterschiedlichen systemischen Kontexten verantwortlich gestalten und mitgestalten)* – hier und im Folgenden kurz: **KB III Zusammenarbeit** – geht es um die Interaktionen zwischen

Berufsangehörigen der Pflege- und denjenigen anderer Berufe. Hier werden die Interaktionen der an der Versorgung beteiligten Personen in ihrer beruflichen Rolle und in ihrem beruflichen Tätigkeitsbereich fokussiert. In KB III sind Kompetenzen angegeben, mit denen Pflegende dazu befähigt sind, sich in Versorgungsprozesse einzubringen und auch organisatorische Verantwortung zu übernehmen.

In KB IV *(Das eigene Handeln auf der Grundlage von Gesetzen, Verordnungen und ethischen Leitlinien reflektieren und begründen)* – hier und im Folgenden kurz: **KB IV Recht** – sind Kompetenzen für qualitativ gutes und rechtssicheres Handeln sowie für rechtlich und ethisch begründete Entscheidungen in der Pflege angegeben. Kompetenzen aus den Bereichen Recht und Ethik verleihen den Pflegenden Sicherheit in ihren beruflichen Handlungen und dienen deren Begründung und Reflexion.

KB V *(Das eigene Handeln auf der Grundlage von wissenschaftlichen Erkenntnissen und berufsethischen Werthaltungen und Einstellungen reflektieren)* – hier und im Folgenden kurz: **KB V Wissenschaft** – umfasst Kompetenzen aus den Bereichen Pflegewissenschaft und Berufsethik. Auch hier geht es um Begründungswissen, Entscheidungs- und Reflexionskompetenz, nun aber vor dem Hintergrund pflegeberuflicher und pflegewissenschaftlicher Leitvorstellungen und Erkenntnisse.

2.5.2 Die Einordnung der Kompetenzbereiche in sozialstrukturelle Ebenen

In der Pflegewissenschaft werden die Handlungsbereiche der Pflege in drei sozialstrukturelle Ebenen, die Mikro-, die Meso- und die Makroebene, eingeordnet: Direkte pflegeberufliche Handlungen kommen auf der Mikroebene zum Ausdruck, Handlungen, die von einem institutionellen Kontext bestimmt werden, auf der Mesoebene. Die Makroebene umfasst den wissenschaftlichen und gesellschaftlichen Kontext des Pflegehandelns

Dieser Einteilung folgen die fünf Kompetenzbereiche in den Anlagen 1 bis 4 PflAPrV (vgl. Darmann-Finck 2019; Fachkommission 2020b, S. 17), wie in Abbildung 4 dargestellt.

Im Einzelnen heißt das, die Kompetenzen aus KB I Pflegeprozess und KB II Kommunikation geben die Pflegepraxis, das „Kerngeschäft" der beruflichen Pflegearbeit, wieder. Sie benennen direkt und unmittelbar zu beobachtende pflegerische Handlungen. Diese kommen zum Ausdruck in einem Setting bzw. in einem Kontext, der auf der Mikroebene angesiedelt ist.

Die in KB III Zusammenarbeit angegebenen Kompetenzen gehören zur Ebene der Organisation bzw. Institution, in der die berufliche Pflege ausgeübt wird. Es geht hier vor allem um die Schnittstellen der pflegerischen Arbeit, um den Informationsaustausch und die Zusammenarbeit mit und zwischen verschiedenen professionellen Akteurinnen und Akteuren im Kontext der pflegerischen Versorgung. Diese institutionelle bzw. organisatorische Ebene wird als Mesoebene bezeichnet.

Die Kompetenzen aus KB IV Recht und KB V Wissenschaft beziehen sich auf gesellschaftliche Strukturen für das pflegeberufliche Handeln. Diese umfassen kulturelle, rechtliche, ethische und wissenschaftliche Bedingungen und sind auf der übergeordneten Ebene verortet, die als Makroebene bezeichnet wird.

Abbildung 4: Kontextebenen der fünf Kompetenzbereiche

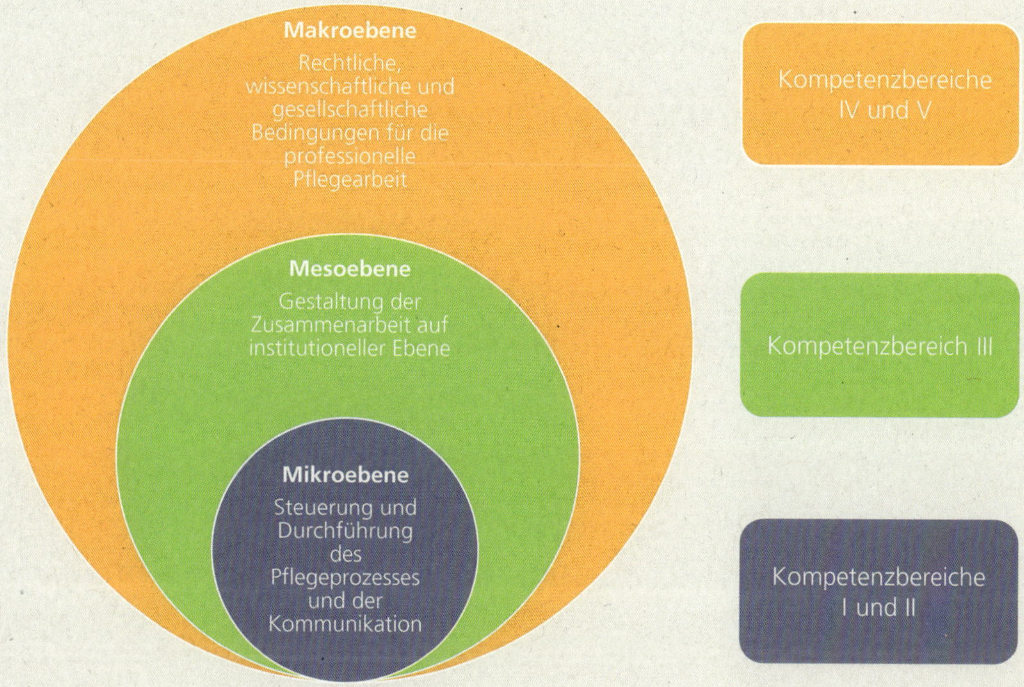

Für die Planung der praktischen Ausbildung kann die Zuordnung in die Mikro-, Meso- und Makroebene es erleichtern, Kompetenzbereiche und Kompetenzschwerpunkte besser zu erfassen und Kompetenzen miteinander in Beziehung zu setzen. So kann mithilfe dieser Einordnung bestimmt werden, in welchem Setting welche Kompetenzen bestenfalls zum Ausdruck kommen sollen, also sichtbar werden. Es kann dabei helfen, Lern- und Anleitungssituationen sowie Reflexionsgespräche in der praktischen Ausbildung strukturiert zu planen, zu gestalten, auszuwerten und zu dokumentieren. In der Praxis bedeutet das, dass in realen Pflegesituationen normalerweise nur Kompetenzen der Mikro- und allenfalls der Mesoebene, also aus KB I bis KB III, zu beobachten sind. Hingegen können in Vor- oder Nachgesprächen über die betreffenden Pflegesituationen Kompetenzen aus der Makroebene, also aus KB IV und KB V, gezeigt werden. Das heißt, dass bei dieser Gelegenheit das Hintergrundwissen, die rechtlichen Grundlagen und die (berufs-)ethischen Haltungen und Einstellungen auf die Situation bezogen reflektiert werden können.

2.5.3 Die hierarchische Gliederung der Kompetenzen in der PflAPrV

In Tabelle 1 wurde die Grobgliederung der Anlagen 1 bis 4 PflAPrV bereits vorgestellt. Aus den fünf Kompetenzbereichen für die berufliche Ausbildung in der Pflege gehen insgesamt 16 Kompetenzschwerpunkte (KS) hervor, bezeichnet mit den arabischen Ziffern 1 bis 6. Inhaltlich zusammengefasst sind sie in Abbildung 5 dargestellt.

Jeder einzelne Kompetenzschwerpunkt unterteilt sich nochmals in bis zu acht Kompetenzen – in den Anlagen der PflAPrV bezeichnet mit den Buchstaben a) bis h). Das sind insgesamt über 80 Kompetenzen, die für die Wahrnehmung der pflegeberuflichen Aufgaben eine notwendige Voraussetzung darstellen (siehe Abbildung 6).

Die Kompetenzen bilden die Voraussetzung, um in den Kernbereichen der Pflege, die in den Zielen der Ausbildung nach § 5 PflBG (siehe auch Kapitel 2.3) umrissen sind, handlungsfähig zu sein. Diese Ausbildungsziele bilden also den Überbau für die Kompetenzen in den Anlagen 1 bis 4 der PflAPrV.

Abbildung 5: Kompetenzbereiche und Kompetenzschwerpunkte nach PflAPrV (verkürzt)

Kompetenzbereiche	Kompetenzschwerpunkte
I Pflegeprozess	I.1 Planen, organisieren, gestalten, durchführen, steuern, evaluieren I.2 Pflegeprozess bei gesundheitlichen Problemen mit Fokus auf Prävention I.3 Pflegeprozess in hoch belasteten, kritischen Lebenssituationen I.4 Handeln in lebensbedrohlichen, Krisen- oder Katastrophensituationen I.5 Unterstützen bei der Lebensgestaltung I.6 Fördern der Entwicklung
II Kommunikation	II.1 Kommunikation und Interaktion gestalten und Information sicherstellen II.2 Information, Schulung, Beratung organisieren, gestalten, steuern und evaluieren II.3 Ethisch reflektiert handeln
III Zusammenarbeit	III.1 Verantwortung in der Organisation des Teams übernehmen III.2 Ärztliche Anordnungen durchführen III.3 In interdisziplinären Teams mitwirken
IV Rechtliche Grundlagen	IV.1 Qualität sichern IV.2 Ökonomische und ökologische Prinzipien beachten
V Wissenschaftliche Grundlagen	V.1 Pflegehandeln an wissenschaftlichen Erkenntnissen ausrichten V.2 Verantwortung für die eigene persönliche Entwicklung übernehmen

Abbildung 6: Systematik der Kompetenzen in der PflAPrV

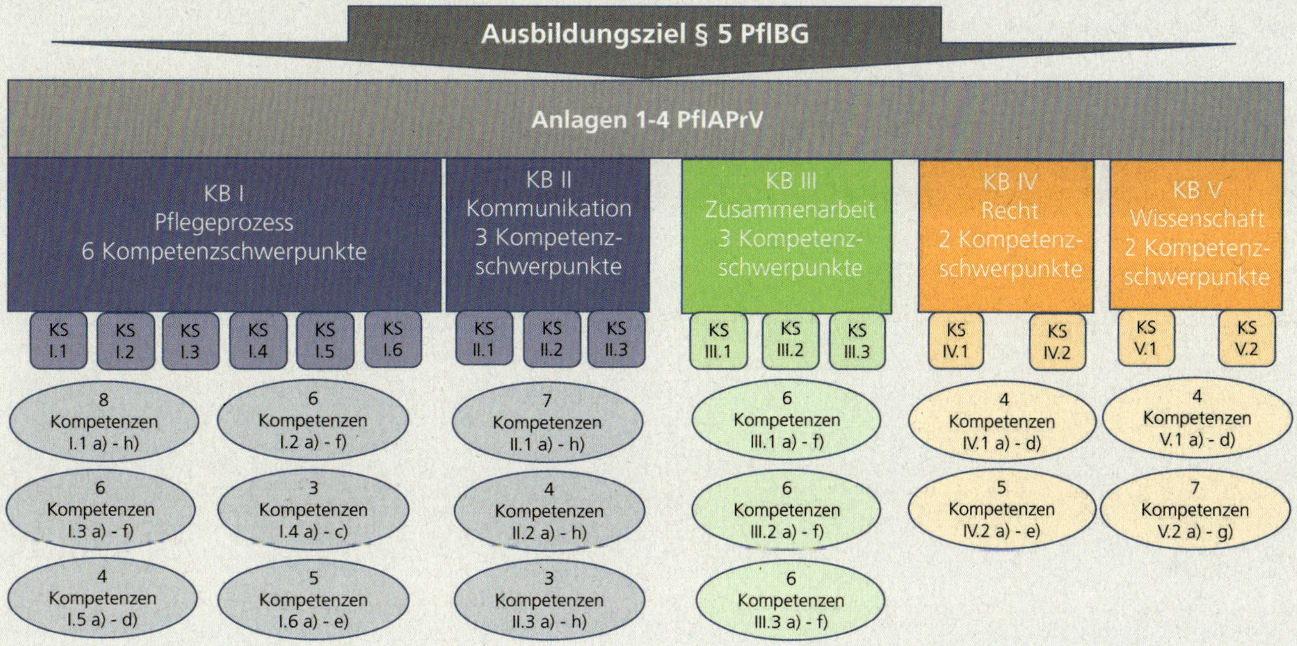

2.5.4 Die inhaltliche Beziehung zwischen Ausbildungszielen und Kompetenzen

Wie dargestellt, bilden die Ausbildungsziele den Überbau der Kompetenzen, die in der Ausbildung entwickelt werden. In Tabelle 2 und Tabelle 3 wird im Detail erkennbar, welcher inhaltliche Bezug zwischen den Ausbildungszielen aus § 5 PflBG und den Kompetenzbereichen besteht. Für die Übernahme der vorbehaltenen und selbstständig auszuführenden Aufgaben bilden die Kompetenzen aus **KB I Pflegeprozess** die Voraussetzung. Die Kompetenzen aus **KB II Kommunikation** stehen in Beziehung zu den selbstständig zu übernehmenden Aufgaben bei der Gestaltung von interaktiven und kommunikativen Prozessen, bei Anleitung und Beratung. Für eigenständig zu übernehmende Aufgaben und solche im Kontext der inter- und intradisziplinären Zusammenarbeit sind Kompetenzen aus **KB III Zusammenarbeit** erforderlich. Sie bilden die Voraussetzungen für die Kooperation sowohl mit eigenen Berufsangehörigen als auch mit Angehörigen anderer Gesundheits- und Heilberufe, die gemeinsam die Gesundheitsversorgung von zu pflegenden Menschen gestalten. Die Kompetenzen aus KB I bis III beziehen sich auf die Ausbildungsziele von § 5 Abs.3 PflBG und werden sichtbar im beruflichen Handeln mit zu pflegenden Menschen bzw. mit anderen an ihrer Versorgung und Unterstützung beteiligten Personen, z. B. bei der Pflegeplanung, bei der Durchführung pflegerischer Maßnahmen, bei der Gestaltung von Beratungen oder bei Fallbesprechungen.

Demgegenüber bilden die Kompetenzen von **KB IV Recht** und **KB V Wissenschaft** mit ihrem rechtlichen, ethischen und wissenschaftlichen Bezug die Voraussetzungen für die Ausbildungsziele, die in § 5 Abs. 2 und Abs. 4 PflBG angegeben sind. Solche Grundlagen, wie sie in KB IV und KB V beschrieben sind, drücken sich aus in einer professionellen Haltung und einem fachlich fundierten Hintergrundwissen zum Pflegehandeln und zum Pflegeberuf. Sie können i. d. R. nicht direkt im beruflichen Handeln beobachtet werden, wenngleich sie als dessen Wissensbasis vorhanden und abrufbar sind. Damit können sie z. B. im Rahmen von Vor- oder Nachgesprächen, in denen pflegerische Aktivitäten reflektiert oder analysiert werden, zum Ausdruck kommen.

Tabelle 2: Kompetenzbereiche I–III mit Bezug zu den Zielen der Ausbildung (eigene Darstellung)

Kompetenzbereiche I bis III nach Anlagen 1 bis 4 PflAPrV	Ziele der Ausbildung: Pflegerische Aufgaben nach § 5 Abs. 3 PflBG
KB I Pflegeprozess Pflegeprozesse und Pflegediagnostik in akuten und dauerhaften Pflegesituationen verantwortlich planen, organisieren, gestalten, durchführen, steuern und evaluieren. ***KB II Kommunikation*** Kommunikation und Beratung personen- und situationsorientiert gestalten. ***KB III Zusammenarbeit*** Intra- und interprofessionelles Handeln in unterschiedlichen systemischen Kontexten verantwortlich gestalten und mitgestalten.	**Vorbehaltene Tätigkeiten:** ▶ Erhebung und Feststellung des individuellen Pflegebedarfs und Planung der Pflege ▶ Organisation, Gestaltung und Steuerung des Pflegeprozesses ▶ Analyse, Evaluation, Sicherung und Entwicklung der Qualität der Pflege **Selbstständig auszuführende Aufgaben:** ▶ Durchführung der Pflege und Dokumentation der angewendeten Maßnahmen ▶ Bedarfserhebung und Durchführung präventiver und gesundheitsfördernder Maßnahmen ▶ Beratung, Anleitung und Unterstützung von zu pflegenden Menschen bei der individuellen Auseinandersetzung mit Gesundheit und Krankheit sowie bei der Erhaltung und Stärkung der eigenständigen Lebensführung und Alltagskompetenz unter Einbeziehung ihrer sozialen Bezugspersonen ▶ Erhaltung, Wiederherstellung, Förderung, Aktivierung und Stabilisierung individueller Fähigkeiten der zu pflegenden Menschen insbesondere im Rahmen von Rehabilitationskonzepten sowie die Pflege und Betreuung bei Einschränkungen der kognitiven Fähigkeiten ▶ Einleitung lebenserhaltender Sofortmaßnahmen bis zum Eintreffen der Ärztin oder des Arztes und Durchführung von Maßnahmen in Krisen- und Katastrophensituationen ▶ Anleitung, Beratung und Unterstützung von anderen Berufsgruppen und Ehrenamtlichen in den jeweiligen Pflegekontexten sowie Mitwirkung an der praktischen Ausbildung von Angehörigen von Gesundheitsberufen **Eigenständig auszuführenden Aufgaben:** ▶ Eigenständige Durchführung ärztlich angeordneter Maßnahmen, insbesondere Maßnahmen der medizinischen Diagnostik, Therapie oder Rehabilitation **Aufgaben im Rahmen der interdisziplinären Zusammenarbeit:** ▶ Interdisziplinäre fachliche Kommunikation und effektive Zusammenarbeit mit anderen Berufsgruppen, dabei Entwicklung und teamorientierte Umsetzung individueller, multidisziplinärer und berufsübergreifender Lösungen bei Krankheitsbefunden und Pflegebedürftigkeit

Tabelle 3: Kompetenzbereiche IV und V mit Bezug zu den Zielen der Ausbildung (eigene Darstellung)

Kompetenzbereiche IV bis V nach Anlagen 1 bis 4 PflAPrV	Ziele der Ausbildung: Basis des pflegeberuflichen Handelns nach § 5 Abs. 2 und Abs. 4 PflBG
KB IV Recht Das eigene Handeln auf der Grundlage von Gesetzen, Verordnungen und ethischen Leitlinien reflektieren und begründen.	**Nach § 5 Abs. 2 PflBG:** ▸ Pflege erfolgt entsprechend dem allgemein anerkannten Stand pflegewissenschaftlicher, medizinischer und weiterer bezugswissenschaftlicher Erkenntnisse auf Grundlage einer professionellen Ethik. Sie berücksichtigt die konkrete Lebenssituation, den sozialen, kulturellen und religiösen Hintergrund, die sexuelle Orientierung sowie die Lebensphase der zu pflegenden Menschen. Sie unterstützt die Selbstständigkeit der zu pflegenden Menschen und achtet deren Recht auf Selbstbestimmung.
KB V Wissenschaft Das eigene Handeln auf der Grundlage von wissenschaftlichen Erkenntnissen und berufsethischen Werthaltungen und Einstellungen reflektieren und begründen.	**Nach § 5 Abs. 4 PflBG:** ▸ Während der Ausbildung zur Pflegefachfrau oder zum Pflegefachmann werden ein professionelles, ethisch fundiertes Pflegeverständnis und ein berufliches Selbstverständnis entwickelt und gestärkt.

2.5.5 Steigerung des Kompetenzniveaus in der PflAPrV

Für zwei Zeitpunkte der Ausbildung hat der Gesetzgeber die nachzuweisenden Kompetenzen festgelegt: In Anlage 1 PflAPrV sind die zum Zeitpunkt der Zwischenprüfung nachzuweisenden Kompetenzen angegeben, in den Anlagen 2, 3 und 4 der PflAPrV die Kompetenzen beim Abschluss der Ausbildung. Im Einzelnen heißt das: Anlage 2 für den Abschluss zur Pflegefachfrau/zum Pflegefachmann, Anlage 3 für den Abschluss zum/zur Gesundheits- und Kinderkrankenpfleger/-in, Anlage 4 für den Abschluss zum/zur Altenpfleger/-in. Konsequent werden die in Anlage 1 in den jeweiligen Kompetenzbereichen und Kompetenzschwerpunkten aufgelisteten Kompetenzen in den folgenden Anlagen 2, 3 oder 4 gesteigert.

Die Kompetenzen in den Anlagen 1 bis 4 der PflAPrV geben also nicht nur den abschließenden Stand der Auszubildenden wieder, sondern sie sind auch so angelegt, dass sie sich über die Ausbildungszeit hinweg steigern. Besonders augenfällig ist das bei der Gegenüberstellung der Anforderungen für die Zwischenprüfung nach zwei Dritteln der Ausbildung mit den Anforderungen an die Absolventinnen und Absolventen am Ende der Ausbildung. In den identischen Kompetenzbereichen und Kompetenzschwerpunkten sind für die Zwischen- und die Abschlussprüfung die Kompetenzen auf unterschiedlichen Niveaus formuliert. Am folgenden Beispiel soll das verdeutlicht werden:

Tabelle 4: Beispiel für Steigerung des Kompetenzniveaus aus KB I KS 1 PflAPrV

Anlage 1 PflAPrV (Kompetenzen zum Zeitpunkt der Zwischenprüfung)	Anlage 2 PflAPrV (Kompetenzen zum Zeitpunkt des Ausbildungsabschlusses von Pflegefachpersonen)
Die Auszubildenden verfügen über ein grundlegendes Verständnis von zentralen Theorien und Modellen zum Pflegeprozess und nutzen diese zur Planung von Pflegeprozessen bei Menschen aller Altersstufen.	Die Absolventinnen und Absolventen verfügen über ein breites Verständnis von spezifischen Theorien und Modellen zur Pflegeprozessplanung und nutzen diese zur Steuerung und Gestaltung von Pflegeprozessen bei Menschen aller Altersstufen.

Im Kompetenzschwerpunkt „die Pflege von Menschen aller Altersstufen verantwortlich planen, organisieren, gestalten, durchführen, steuern und evaluieren" (KB I, KS 1) wird von den Auszubildenden zum Zeitpunkt der Zwischenprüfung erwartet, dass sie über ein *grundlegendes* Verständnis von *zentralen* Theorien und Modellen zum Pflegeprozess verfügen und diese zur *Planung* von Pflegeprozessen bei Menschen aller Altersstufen nutzen. Demgegenüber sollen die Absolventinnen und Absolventen am Ende der Ausbildung zur Pflegefachfrau/zum Pflegefachmann über ein *breites* Verständnis von *spezifischen* Theorien und Modellen zur Pflegeprozess*planung* verfügen und diese zur *Steuerung und Gestaltung* von Pflegeprozessen bei Menschen aller Altersstufen nutzen.

2.6 Erläuterungen zum Rahmenausbildungsplan

Infokasten 4: Rahmenpläne der Fachkommission nach § 53 PflBG

Die Rahmenpläne der Fachkommission nach § 53 PflBG

Die bundeseinheitlich empfehlenden Rahmenpläne für die Pflegeausbildung wurden im Zeitraum von Dezember 2018 bis Juni 2019 von der Fachkommission nach § 53 PflBG entwickelt, bestehend aus Expertinnen und Experten der Pflege. Die Rahmenpläne stellen eine Orientierungshilfe und Planungsgrundlage für die konsequente Umsetzung der im PflBG und in der PflAPrV zum Ausdruck gebrachten Intentionen dar.
Die Rahmenpläne bestehen aus drei Teilen:

- Den ersten Teil bildet der Begründungsrahmen, in dem der Entstehungshintergrund, das zugrunde liegende Pflege- und Berufsverständnis, die didaktisch-pädagogischen Grundsätze sowie die Konstruktionsprinzipien und die Verknüpfung der Rahmenlehr- und Rahmenausbildungspläne dargelegt sind.
- Der zweite Teil ist der Rahmenlehrplan, bestehend aus elf curricularen Einheiten, für den theoretischen und praktischen Unterricht.
- Den dritten Teil bildet der Rahmenausbildungsplan, gegliedert nach den gesetzlich vorgesehenen Einsätzen, für den praktischen Teil der Ausbildung

Die Rahmenpläne schlüsseln die Ziele der Ausbildung und die zu erwerbenden Kompetenzen auf und stellen sie in einen Zusammenhang mit situations- und handlungsbezogenen Bildungsprozessen im Ausbildungsgeschehen.

2.6.1 Konzeption des Rahmenausbildungsplans

Die von der Fachkommission nach § 53 PflBG entwickelten Rahmenlehr- und Rahmenausbildungspläne stellen sowohl eigenständige Pläne für den theoretischen und praktischen Unterricht als auch für die praktische Ausbildung dar. Zudem haben sie verbindende Elemente, die den beidseitigen Austausch zwischen Unterricht und Praxis ermöglichen. Diese verbindenden Elemente sind die Nennung der zu entwickelnden Kompetenzen, der Systematik aus den Anlagen 1 bis 4 der PflAPrV folgend, die Empfehlungen für Lern- und Arbeitsaufgaben in den curricularen Einheiten der Rahmenlehrpläne sowie die Arbeits- und Lernaufgaben in den Rahmenausbildungsplänen.

Die neue Pflegeausbildung sieht vor, dass die Auszubildenden unabhängig davon, ob sie im letzten Ausbildungsdrittel die generalistische Ausbildung fortsetzen oder den Weg in die Alten- oder Gesundheits- und Kinderkrankenpflege beschreiten, ein umfassendes Spektrum des Pflegeberufes kennenlernen und ihre Kompetenzen entwickeln. Dabei stehen für die praktische Ausbildung weniger einzelne Fachbereiche, z. B. Innere Medizin oder Chirurgie, im Mittelpunkt, sondern eher die unterschiedlichen zu pflegenden Menschen und die Vielfalt von Versorgungssettings, in denen Auszubildende umfassende Erfahrungen sammeln und gezielt Aufgaben mit steigendem Anspruch übernehmen sollen. Dabei lernen sie, die Pflege und Versorgung von zu pflegenden Menschen aller Altersstufen und mit individuellem Versorgungsbedarf zu planen, zu organisieren und zu gestalten sowie weitere pflegeberufliche Anforderungen zu bewältigen.

Der Rahmenausbildungsplan ist in die gesetzlich vorgesehenen Einsätze nach Anlage 7 der PflAPrV gegliedert. Für die ersten beiden Ausbildungsdrittel werden der **Orientierungseinsatz** sowie die **Pflichteinsätze in der stationären Akutpflege, in der stationären Langzeitpflege** und **ambulanten Akut- und Langzeitpflege** sowie der **pädiatrischen Versorgung** inhaltlich dargestellt. Im letzten Ausbildungsdrittel sind das der **Pflichteinsatz im psychiatrischen Bereich**, der **Vertiefungseinsatz** sowie die **weiteren Einsätze** und **Stunden zur freien Verteilung**, wobei die Rahmenpläne entsprechend der drei möglichen Abschlüsse weiter aufgeteilt sind. Letzteres bedeutet, die Perspektive ist auf die dem jeweiligen Berufsabschluss zugehörige Zielgruppe der Pflege gerichtet, also Menschen aller Altersgruppen oder Kinder und Jugendliche oder alte Menschen.

Für jeden Einsatz sind im Rahmenausbildungsplan entsprechend dem Ausbildungsstand allgemeine Bildungsziele für die Weiterentwicklung der Auszubildenden angegeben, vor allem im Sinne von zunehmender Verantwortungsübernahme und Selbstständigkeit. Beides setzt gleichermaßen die Entwicklung von persönlicher und fachlicher Kompetenz voraus.

Als Konstruktionsprinzipien gelten in den Rahmenplänen die Orientierung an exemplarischen beruflichen Situationen und am Pflegeprozess. „Exemplarische Situationen" bedeutet für die praktische Ausbildung, dass weniger eine Fülle oder sich wiederholende Pflegesituationen als eher gehaltvolle und beispielhafte berufliche Situationen identifiziert und für die Ausbildung genutzt werden sollen. Die „Orientierung am Pflegeprozess" meint, dass es in diesen Situationen nicht vorrangig darum geht, pflegerische Maßnahmen oder Techniken, die vom Pflegeprozess entkoppelt sind, zu beherrschen. Vielmehr geht es um berufliches Handeln, das in den Pflegeprozess eingebunden ist. Von Beginn der Ausbildung an sollen Auszubildende in allen Schritten des Pflegeprozesses – von der Planung bis zur Auswertung – Aufgaben mit steigendem Anspruch übernehmen.

Infokasten 5: Arbeits- und Lernaufgaben

Was sind Arbeits- und Lernaufgaben?

Nach Dehnbostel (2007) gehören Arbeits- und Lernaufgaben zum arbeitsgebundenen Lernen, bei welchem Lern- und Arbeitsort identisch sind. Es handelt sich dabei um eine Koppelung von Arbeiten und Lernen über die „didaktische Erweiterung realer Arbeitsaufgaben". Die Aufgaben müssen ganzheitlich gestaltet sein, was im Sinne der Pflegeausbildung als pflegeprozessorientiert ausgelegt werden kann. Sie sollten in hoher Eigenverantwortung und Selbststeuerung der Auszubildenden übernommen werden, wobei Arbeits- und Erfahrungswissen mit theoretischem Wissen verknüpft wird. Wie auch in der PflAPrV vorgesehen, erfolgt die Auswahl und didaktische Erweiterung der Aufgaben so, dass deren Ziel eine Kompetenzentwicklung ist.

Diese Form des arbeitsgebundenen Lernens steht im Mittelpunkt der Rahmenausbildungspläne. Zu den Aufgaben zählen nicht nur das gemeinsame Handeln von Praxisanleitenden und Auszubildenden im Pflegeprozess, sondern auch das Beobachten und Reflektieren von beruflichen Situationen und von erfahrenen Pflegefachpersonen.

Die Ausbildungs- und Prüfungsverordnung legt fest, dass die Auszubildenden schrittweise an die Wahrnehmung ihrer zukünftigen Aufgaben herangeführt werden sollen (vgl. § 4 PflAPrV). Um Anleitungssequenzen entsprechend planen und gestalten zu können, sollten daher zunächst die Kompetenzen aus dem umfassenden Kompetenzkatalog (Anlagen 1 bis 4 PflAPrV) identifiziert werden, die dem Ausbildungsstand entsprechend angebahnt werden sollen.

Im Rahmenausbildungsplan sind hierfür allen praktischen Einsätzen Arbeits- und Lernaufgaben zugeordnet. Zu jeder dieser Aufgaben sind die zugehörigen Kompetenzbereiche und Kompetenzschwerpunkte der Anlagen 1 bis 4 der PflAPrV angegeben. Die Aufgaben richten sich zum größten Teil nach den folgenden Prinzipien: Sie orientieren sich an dem jeweiligen Ausbildungsdrittel (Ausbildungsstand) und der Art oder fachlichen Ausrichtung des Einsatzes sowie den dort typischerweise zu erwartenden Pflegesituationen (vgl. Fachkommission 2020a, S. 19f.). Ebenso wie die Kompetenzen handlungsorientiert formuliert sind, bestehen die Aufgaben im Rahmenausbildungsplan auch aus pflegeberuflichen Handlungen im Sinne des arbeitsgebundenen Lernens (siehe Infokasten 5).

Besonders gut lässt sich diese prinzipielle Ausrichtung der Arbeits- und Lernaufgaben an dem folgenden Beispiel erkennen. Es handelt sich um eine Arbeits- und Lernaufgabe aus KB I, KS 1 (I.1), die im **Orientierungseinsatz zu Beginn der Ausbildung** angesiedelt ist:

> „Zu pflegende Menschen mit einem geringen Grad an Pflegebedürftigkeit nach vorliegender Planung in ihrer Mobilität und bei der Selbstversorgung unterstützen. Hierfür eine Einschätzung des Pflegebedarfs und die Beobachtung von Veränderungen des Gesundheitszustandes vornehmen, die geplanten Pflegeinterventionen, ggf. in Abstimmung mit der Pflegefachperson situativ anpassen. Ressourcen der zur pflegenden Person in die Durchführung der geplanten Pflege einbeziehen und die durchgeführte Pflege dokumentieren."
> (Fachkommission 2020a, S. 202)

Die o.g. Aufgabe beinhaltet die Schritte des Pflegeprozesses und ist in einem überschaubaren Pflegesetting angesiedelt. Der zu pflegende Mensch weist einen geringen Grad an Pflegebedürftigkeit auf, und eine Planung für die Pflege liegt bereits vor. Eigenständig sollen die Auszubildenden hier die Beobachtung seines Gesundheitszustandes vornehmen. Mit Unterstützung durch eine Pflegefachperson führen sie geplante pflegerische Handlungen im Rahmen der Mobilisation und Körperpflege durch.

Im Vergleich dazu steht eine Aufgabe aus demselben Kompetenzbereich und Kompetenzschwerpunkt (I.1), diesmal aber aus einem der **Pflichteinsätze im zweiten Ausbildungsdrittel**, anhand derer sehr deutlich sichtbar wird, wie der Schwierigkeitsgrad, die Komplexität der Situation und der Anspruch an die beruflichen Tätigkeiten steigt:

> „Für zu pflegende Menschen mit einem mittleren Grad an Pflegebedürftigkeit bei Neuaufnahmen oder aufgrund einer Veränderung der Situation den Pflegebedarf feststellen. Die erforderlichen Pflegeziele vorschlagen, im Pflegeteam sowie mit den zu pflegenden Menschen und ihren Bezugspersonen besprechen, geeignete Pflegemaßnahmen auswählen und durchführen. Die Wirksamkeit der Pflegeinterventionen kontinuierlich überprüfen und die erfolgte Pflege sowie beobachtete Veränderungen im digitalen bzw. analogen Dokumentationssystem der Einrichtung erfassen."
> (Fachkommission 2020a, S. 212)

Diese Aufgabe ist bereits in einem deutlich komplexeren Setting angesiedelt: der zu pflegende Mensch hat einen höheren Grad an Pflegebedürftigkeit, sein Zustand erfordert eine Neu- oder Umplanung der Pflege, woran die Auszubildenden aktiv beteiligt sein sollen. Ebenso sollen sie nun auch dazu in der Lage sein, sich mit Kolleginnen und Kollegen abzustimmen, Verantwortung für die Durchführung der Pflegemaßnahmen zu übernehmen und die Überprüfung und Dokumentation des Pflegeprozesses vornehmen zu können.

Beide Beispiele zeigen sehr deutlich eine Art von Aufgaben, die sich gut dazu eignen, konkrete Anleitungssituationen zu planen, in denen es nicht darum geht, einzelne pflegerische Tätigkeiten abzuarbeiten, sondern darum, dass Auszubildende aktiv umfassende Prozesse (mit-)gestalten.

Eine weitere Art von Aufgaben, die im Rahmenausbildungsplan aufgelistet sind, lösen informelle Lernprozesse aus, die lediglich angestoßen, aber nicht zwangsläufig von Praxisanleitenden gesteuert werden müssen. Bei diesen Aufgaben handelt es sich z. B. um Erkundungsaufträge, den Auftrag zur bewussten Wahrnehmung von Pflegephänomenen, zur Reflexion der eigenen Empfindungen oder auch um Aufträge zum Transfer des theoretisch Gelernten in die Praxis. Auch hierfür finden sich zahlreiche Beispiele:

- „Grundprinzipien zum Pflegekonzept des Trägers der praktischen Ausbildung ermitteln und in der durchgeführten Pflege am Einsatzort identifizieren" (S. 202),
- „Den Tages- und Nachtablauf von zu pflegenden Menschen aus deren Perspektive wahrnehmen" (S. 204),
- „Gefühle und Gedanken zu im Praxisfeld erlebten Situationen nachvollziehbar darstellen, gezielt Situationen ansprechen, die Betroffenheit bewirkt haben, und im Austausch mit anleitenden Pflegefachpersonen nach persönlichen Lösungen suchen" (S. 206),
- „Das eigene Handeln im Rahmen der Pflegeprozessgestaltung durch im theoretischen Unterricht erarbeitete pflege- und bezugswissenschaftliche Theorien, Konzepte, Modelle und evidenzbasierte Untersuchungen (z. B. aus den in den Expertenstandards zusammengefassten Publikationen) hinterfragen und begründen" (S. 218)

(Fachkommission 2020a, S. 202–218).

Inwieweit Auszubildende mit dieser Art von Aufgaben ihre Kompetenzen selbstständig weiterentwickeln, sollte von ihnen auch selbst reflektiert werden. Die Fähigkeit zur Selbstreflexion und Kritikfähigkeit entwickelt sich als persönliche Kompetenz im Laufe der Ausbildung weiter. In den Rahmenplänen der Fachkommission nach § 53 PflBG wird davon ausgegangen, dass in den Praxiseinrichtungen „Formen der strukturellen Reflexion gegeben" sind, dazu gehören demnach kollegiale Beratung, Supervision oder Fallbesprechungen (vgl. ebd., S. 18). Zur Unterstützung kann vonseiten der Praxisanleitenden in strukturierten Gesprächssequenzen während des Einsatzes (Erst-, Zwischen- und Abschlussgespräch) die Selbst- und Fremdwahrnehmung der Auszubildenden gezielt angesprochen werden. Gesprächsleitfäden und ein Instrument zur Selbstreflexion werden in den Kapitel 4.4 und Kapitel 4.5 vorgestellt.

Beide Arten von Aufgaben im Rahmenausbildungsplan – solche, die an Pflegeprozesse gebunden und im Rahmen von Anleitung bearbeitet werden, und solche, mit denen informelle Lernprozesse initiiert werden –, sind exemplarisch zu verstehen und müssen für die inhaltliche Feingliederung des Ausbildungsplans und die Umsetzung in der praktischen Ausbildung noch mit Blick auf die Ausbildungssituation und das spezielle Lernangebot des Einsatzgebietes angepasst oder konkretisiert werden. Beispiele dafür finden sich ab Kapitel 3.2.4.

2.6.2 Steigende Anforderungen im Rahmenausbildungsplan

Die Rahmenpläne orientieren sich gleichermaßen an verschiedenen Kompetenzmodellen (vgl. Fachkommission 2020a, S. 15), die in den letzten Jahrzehnten für die berufliche (Pflege-)Bildung entwickelt worden sind. Üblicherweise gliedern sich solche Kompetenzmodelle horizontal in einzelne Kompetenzdimensionen (z. B. Fach- und Methodenkompetenz, persönliche und soziale Kompetenz) und vertikal in Kompetenzniveaustufen (Anfängerniveau bis zum Expertenniveau). Die Handlungsorientierung der Rahmenpläne hingegen lässt es nicht zu, dass eine klare Abgrenzung der Kompetenzdimensionen ausgewiesen werden kann. Denn jedem pflegeberuflichen Handeln – im Sinne des gesamten Zyklus des Pflegeprozesses – liegen sämtliche und nicht isolierte Kompetenzdimensionen zugrunde. Diese sind so verknüpft, dass sich eine pflegeberufliche Handlung nicht statisch in rein fachliche und rein persönliche Kompetenzen zerlegen lässt.

Sehr wohl aber sind Niveauunterschiede erkennbar, mit deren Hilfe die Planung, Gestaltung und Beurteilung von Anleitungssituationen über die gesamte Ausbildungszeit unterstützt wird. Um die zu entwickelnden Kompetenzen für die Lern- oder Anleitungssituationen strukturieren zu können, sind im Begründungsrahmen der Rahmenpläne verschiedene Merkmale einer Pflegesituation angegeben, aus denen ein Schwierigkeitsgrad hervorgeht, mit dem eine Kompetenzsteigerung über die drei Ausbildungsdrittel ermöglicht wird (Fachkommission 2020a S. 16). Dazu gehören beispielsweise der Grad der Pflegebedürftigkeit des zu pflegenden Menschen, die Stabilität seines Gesundheitszustandes oder die Komplexität der Pflegesituation. Je nach Ausbildungsstand sind im Rahmenausbildungsplan die situativen Anforderungen in einem bestimmten Anspruchsniveau angegeben, und dementsprechend können sich Auszubildende zunehmend anspruchsvollere Kompetenzen aneignen (vgl. Fachkommission 2020a S. 18). Diese Weiterentwicklung wird mit dem Rahmenausbildungsplan auch dadurch unterstützt, dass Auszubildende im Rahmen mehr oder weniger komplexer Pflegesituationen assistierend, teilweise oder vollständig selbstständig Aufgaben und damit Verantwortung für den Pflegeprozess übernehmen.

2.7 Vom Rahmenausbildungsplan zum Ausbildungsplan der Einrichtung

In den Rahmenplänen sind alle zum Erreichen der Ziele der Ausbildung vorgesehenen Kompetenzen in direktem Bezug zu beruflichen Situationen und Handlungen angegeben. Die dort beschriebenen Situationen stellen steigende Anforderungen an die Auszubildenden in verschiedenen Handlungsfeldern dar.

Der Rahmenausbildungsplan enthält exemplarische Arbeits- und Lernaufgaben in verschiedenen Settings der Pflegeausbildung, die als Empfehlung zu verstehen sind. Da die Rahmenpläne bundesweit als Grundlage für die Entwicklung von Curricula und Ausbildungsplänen dienen, sind die darin enthaltenen Aufgaben so formuliert, dass sie unabhängig von den an der Ausbildung beteiligten Einrichtungen gelten (vgl. Fachkommission 2020a S. 27). Selbstverständlich müssen sie daher für die inhaltliche Gestaltung und Umsetzung der praktischen Ausbildung gemäß den spezifischen Angeboten des Einsatzortes konkretisiert werden.

Der Ausbildungsplan stellt gemäß PflBG die zeitliche und inhaltliche Gliederung der praktischen Ausbildung dar, konkretisiert die Inhalte und Ziele der Ausbildung auf der Grundlage des Lernangebotes der Einsatzorte und muss den Anforderungen des schuleigenen Curriculums entsprechen (vgl. § 10 PflBG). Auf Basis des Ausbildungsplans und der aktuellen Gegebenheiten im jeweiligen Einsatz sowie abgestimmt mit den persönlichen Zielen der Auszubildenden und ihrem Ausbildungsstand gestalten Praxisanleitende konkrete Anleitungssituationen.

2.7.1 Rahmenbedingungen für die Entwicklung des Ausbildungsplans

Unabhängig davon, ob mit oder ohne Hilfe entsprechender Software eine Ausbildungsplanung vorgenommen wird, müssen im Vorfeld die Rahmenbedingungen geklärt werden. Dazu sind folgende Fragen zu beantworten:

- Wann beginnt und wann endet die Ausbildung?
- Welche festen Termine (z. B. Prüfungen) müssen berücksichtigt werden?
- Wie ist die Aufeinanderfolge und Aufteilung der Schulzeiten und der Praxiseinsätze?
- In welchen Einrichtungen finden welche Einsätze statt?
- Wann können die Auszubildenden ihren Urlaub nehmen?
- Wie viele Stunden Praxisanleitung müssen pro Einsatz mindestens nachgewiesen werden?

Urlaub ist in der unterrichtsfreien Zeit zu gewähren, um eine kontinuierliche Teilnahme am theoretischen und praktischen Unterricht sicherzustellen (vgl. § 1 Abs. 4 PflAPrV). Urlaubszeiten können bei der Planung so gelegt werden, dass sie direkt mit einem praktischen Einsatz verbunden sind und diesen um die Zeit des vorgesehenen Urlaubs verlängern. So können Auszubildende innerhalb dieses vorgegebenen Zeitraums ihren Urlaub nach Rücksprache mit der Einrichtung terminieren.

Des Weiteren sollten in der Ausbildungsplanung Vor- und Nachbereitungszeiten für Prüfungen sowie organisatorische Belange berücksichtigt werden. Dazu gehören

- Ende der Probezeit nach sechs Monaten Ausbildung (§ 20 PflBG),
- Jahreszeugnisse (§ 6 PflAPrV),
- Zwischenprüfung (§ 6 Abs. 5 PflBG und § 7 PflAPrV),
- schriftlicher, mündlicher und praktischer Teil der Abschlussprüfung (§ 9 PflAPrV).

Zeitliche Richtwerte und Zuordnungen

Für die Pflegeausbildung sind gesetzlich in Vollzeit drei Jahre mit insgesamt mindestens 4.600 Stunden vorgesehen, davon entfallen auf die theoretische Ausbildung mindestens 2.100 Stunden (ca. 46 Prozent) und auf die praktische Ausbildung mindestens 2.500 Stunden (ca. 54 Prozent). Im folgenden Rechenbeispiel für eine Vollzeitausbildung wird davon ausgegangen, dass pro Ausbildungsjahr nach Abzug von Wochenenden, Feiertagen und Urlaub noch 225 Tage für die theoretische und praktische Pflegeausbildung zur Verfügung stehen. Bei einer Fünftagewoche mit wöchentlicher Arbeitszeit von 39 bzw. Schulzeit von 38 Stunden sowie einem jährlichen Urlaubsanspruch von 30 Tagen ergeben sich demnach rechnerisch die in Tabelle 5 angegebenen maximalen Zeiten pro Ausbildungsjahr.

Tabelle 5: Modellrechnung maximale Ausbildungszeiten pro Jahr

Arbeitstage pro Jahr	Abzüglich Urlaubsanspruch (30 Tage)	Durchschnittlicher Ausbildungsanteil Theorie (ca. 46 %)	Durchschnittlicher Ausbildungsanteil Praxis (ca. 54 %)
255 Tage (in den Bundesländern variierend)	= 225 Tage	= 105 Schultage à 7,6 h	= 120 Arbeitstage à 7,8 h
		= ca. 800 h	= ca. 935 h

Auf drei Jahre gerechnet sind das ca. 2.400 Stunden, die für den theoretischen und praktischen Unterricht, und ca. 2.800 Stunden, die für die praktische Ausbildung verplant werden können. Das bedeutet jeweils ca. 300 Stunden mehr als die vom Gesetzgeber vorgesehene Mindeststundenanzahl. So entsteht Spielraum, der bei der Planung, z. B. für eine großzügige Einsatzplanung, für Projekte, für besondere Angebote der Pflegeschule oder der Praxiseinrichtung, für organisatorische Belange oder für die Prüfungsvorbereitung sowie für den Ausgleich von Fehlzeiten genutzt werden kann.

Verteilung der praktischen Einsätze nach Anlage 7 PflAPrV

Der Gesetzgeber hat mit § 3 und Anlage 7 der PflAPrV eine ungefähre Reihenfolge der praktischen Einsätze sowie zeitlich festgelegte und zeitlich variable Einsätze vorgegeben. Dabei sind der Orientierungseinsatz zu Beginn der Ausbildung, vier Pflichteinsätze in den ersten beiden Dritteln der Ausbildung, ein weiterer Pflicht- und ein Vertiefungseinsatz sowie weitere Einsätze im letzten Drittel der Ausbildung festgelegt (siehe Abbildung 3). Die praktische Ausbildung soll im Umfang von mindestens 1.300 Stunden (Orientierungseinsatz mit 400 Stunden plus mindestens ein Pflichteinsatz mit 400 Stunden plus Vertiefungseinsatz mit 500 Stunden) überwiegend beim Träger der praktischen Ausbildung durchgeführt werden und kann darüber hinaus bei einem oder mehreren Kooperationspartnern stattfinden. Je nach Organisationsform wechseln sich die Einsätze mit

Blockphasen in der Pflegeschule ab, oder es finden einzelne Schultage in der Woche statt, auch Mischformen sind möglich. Gesetzlich ist vorgesehen, dass theoretische und praktische Phasen der Ausbildung aufeinander abgestimmt sein sollen (vgl. § 1 Abs. 3 PflAPrV).

2.7.2 Abstimmung des Ausbildungsplans mit dem Curriculum der Pflegeschule

Um die Arbeit bei der Entwicklung des Ausbildungsplans zu unterstützen und Beispiele geben zu können, werden im Folgenden die Rahmenpläne der Fachkommission nach § 53 PflBG als Basis verwendet.

Die Grundlage für die Inhalte und Ziele des theoretischen und praktischen Unterrichts bilden im Rahmenlehrplan insgesamt elf curriculare Einheiten mit eigenen thematischen Schwerpunkten. Die Schwerpunkte der curricularen Einheiten CE 01, CE 02, CE 03, CE 09, CE 10 und CE 11 sind inhaltlich mit festgelegten Einsätzen nach Anlage 7 der PflAPrV verknüpft. Das heißt, sie beziehen sich auf den Orientierungseinsatz (CE 01 bis CE 03), auf den Einsatz in der stationären oder ambulanten Langzeitversorgung (CE 09), auf die pädiatrische Versorgung (CE 10) und auf die psychiatrische Versorgung (CE 11). Für die Ausbildungsplanung bedeutet das, es sollte möglichst eine zeitliche Nähe zwischen diesen Einsätzen und den zugehörigen curricularen Einheiten bestehen. Die anderen curricularen Einheiten (CE 04, CE 05, CE 06, CE 07 und CE 08) haben ihren Schwerpunkt in pflegerischen Handlungsfeldern, die in allen Einsätzen vorkommen können. Daher ist die Planung einer zeitlichen Nähe dieser fünf curricularen Einheiten zu bestimmten Einsätzen nicht erforderlich. Die Einsätze müssen auch nicht unbedingt erst nach vollständigem Abschluss einer curricularen Einheit geplant werden. Das heißt, es muss nicht immer eine theoretische Grundlage in der Pflegeschule vermittelt werden, bevor Auszubildende in der Praxis tätig werden können. Eine Ausnahme bilden die curricularen Einheiten CE 01 und CE 03, die so angelegt sind, dass CE 01 vor und CE 03 nach dem Orientierungseinsatz liegen sollte. Für das zweite Ausbildungsdrittel bietet es sich an, die Pflichteinsätze in variabler Reihenfolge sowie den Vertiefungseinsatz im letzten Ausbildungsdrittel mit den fünf curricularen Einheiten CE 04 bis CE 08 korrespondierend zu planen und so aufzuteilen, dass eine Vielzahl pflegerischer Handlungsfelder vor oder nach verschiedenen Einsätzen in der Pflegeschule thematisiert werden kann.

Eine mögliche zeitliche und inhaltliche Zuordnung ist in Tabelle 6 dargestellt. Ein Beispiel für eine dreijährige Einsatzplanung mit aufeinander bezogenen schulischen und praktischen Ausbildungsteilen, beginnend mit dem 1. Oktober, ist in Kapitel 4.5 zu finden.

Tabelle 6: Abstimmung von schuleigenem Curriculum und Ausbildungsplan

Praxiseinsatz nach Ausbildungsplan	Schwerpunktmäßig auf Praxiseinsätze bezogene curriculare Einheiten (CE) nach schuleigenem Curriculum	
Orientierungseinsatz	CE 01	Ausbildungsstart – Pflegefachfrau/Pflegefachmann werden
	CE 02	Zu pflegende Menschen in der Bewegung und Selbstversorgung unterstützen
	CE 03	Erste Pflegeerfahrungen reflektieren – verständigungsorientiert kommunizieren
Pflichteinsatz stationäre Langzeitpflege Pflichteinsatz ambulante Pflege	CE 09	Menschen in der Lebensgestaltung lebensweltorientiert unterstützen
Pflichteinsatz in der pädiatrischen Versorgung	CE 10	Entwicklung und Gesundheit in Kindheit und Jugend in Pflegesituationen fördern
Pflichteinsatz in der psychiatrischen Versorgung	CE 11	Menschen mit psychischen Gesundheitsproblemen und kognitiven Beeinträchtigungen personenzentriert und lebensweltbezogen unterstützen
Alle Pflichteinsätze	CE 04	Gesundheit fördern und präventiv handeln
Vertiefungseinsatz	CE 05	Menschen in kurativen Prozessen pflegerisch unterstützen und Patientensicherheit stärken
Weitere Einsätze	CE 06	In Akutsituationen sicher handeln
	CE 07	Rehabilitatives Pflegehandeln im interprofessionellen Team
	CE 08	Menschen in kritischen Lebenssituationen und in der letzten Lebensphase begleiten

3 HILFEN ZUR DURCHFÜHRUNG DER AUSBILDUNG

3.1 Drei mögliche Ausbildungswege

Alle Auszubildenden beginnen unabhängig vom Träger der praktischen Ausbildung gemeinsam die Ausbildung zur Pflegefachfrau/zum Pflegefachmann. Sollten sie beim Abschluss des Ausbildungsvertrags einen Vertiefungseinsatz im speziellen Bereich der pädiatrischen Versorgung oder im Bereich der allgemeinen Langzeitpflege in stationären Einrichtungen oder der allgemeinen ambulanten Akut- und Langzeitpflege mit der Ausrichtung auf den Bereich der Langzeitpflege vereinbart haben, können sie von ihrem Wahlrecht nach § 59 PflBG Gebrauch machen. Falls sie von ihrem Wahlrecht Gebrauch machen, ändert sich das Ausbildungsziel. Anstelle des generalistischen Berufsabschlusses kann dann ein gesonderter Berufsabschluss als Altenpfleger/-in bzw. Gesundheits- und Kinderkrankenpfleger/-in erworben werden. Das Wahlrecht soll spätestens vier Monate, frühestens sechs Monate vor Beginn des letzten Ausbildungsdrittels gegenüber dem Träger der praktischen Ausbildung ausgeübt werden.

Die Inhalte des letzten Ausbildungsdrittels und die Prüfung werden dann auf das geänderte Ausbildungsziel ausgerichtet. Die Entscheidung kann nicht mehr zurückgenommen werden. Die gesonderten Abschlüsse ermöglichen eine stärkere Konzentration auf den jeweiligen Versorgungsbereich. Die uneingeschränkte Wechselmöglichkeit zwischen den Versorgungsbereichen gewährleistet jedoch nur der generalistische Abschluss.

Infokasten 6: Drei Wege der Pflegeausbildung

Drei Möglichkeiten der Pflegeausbildung – ein Beispiel

Andrea, Berna und Charles beginnen gemeinsam ihre Ausbildung. Andrea hat einen Ausbildungsvertrag mit einem Seniorenheim geschlossen, das über eine gerontopsychiatrische Abteilung verfügt (A), Berna mit einem Krankenhaus, in dem diverse Abteilungen für Kinder- und Jugendmedizin und eine psychiatrische Klinik integriert sind (B), und Charles mit einem ambulanten Pflegedienst, der außer Akut- und Langzeitpflege auch häusliche Kinderkrankenpflege anbietet (C). Ihr Vertiefungseinsatz findet jeweils beim Träger der praktischen Ausbildung statt. Andreas Vertiefungseinsatz ist in der stationären Langzeitpflege, Bernas im Bereich der pädiatrischen Versorgung und Charles' in der allgemeinen ambulanten Akut- und Langzeitpflege mit der Ausrichtung auf den Bereich der ambulanten Langzeitpflege. Alle drei sind in derselben Klasse einer Pflegeschule.

Nachdem die drei einen guten Überblick über die verschiedenen Versorgungsbereiche der Pflege gewonnen haben, können sie frühestens sechs Monate vor Beginn des letzten Ausbildungsdrittels gegenüber dem Träger der praktischen Ausbildung von ihrem Wahlrecht Gebrauch machen. Andrea entscheidet sich, ihr Wahlrecht nicht auszuüben und die Ausbildung zur Pflegefachfrau fortzusetzen, um später uneingeschränkt den Versorgungsbereich wechseln zu können. Berna entscheidet sich, von ihrem Wahlrecht Gebrauch zu machen und ihre Ausbildung als Gesundheits- und Kinderkrankenpflegerin abzuschließen. Auch Charles entscheidet sich, von seinem Wahlrecht Gebrauch zu machen und seine Ausbildung als Altenpfleger abzuschließen.

In Tabelle 7 ist der Verlauf der Einsätze für das obige Beispiel dargestellt.

Tabelle 7: Drei beispielhafte Ausbildungsverläufe

Andrea	Berna	Charles
OE Seniorenheim A *Wohnbereich A*	**OE** Krankenhaus B *Pädiatrische Station*	**OE** Ambulanter Pflegedienst C *Ambulante Pflege*
PE 1 **Allgemeine stationäre Langzeitpflege** Seniorenheim A *Wohnbereich B*	**PE 1** **Allgemeine stationäre Akutpflege** Krankenhaus B *Stationen der Akutversorgung*	**PE 1** **Allgemeine ambulante Akut-/Langzeitpflege** Ambulanter Pflegedienst C *Ambulante Pflege*
	Ende des ersten Ausbildungsjahres	
PE 2 **Allgemeine stationäre Akutpflege** Krankenhaus B *Stationen der Akutversorgung*	**PE 2** **Allgemeine ambulante Akut-/Langzeitpflege** Ambulanter Pflegedienst C *Ambulante Pflege*	**PE 2** **Allgemeine stationäre Langzeitpflege** Seniorenheim A *Wohnbereich A*
PE Päd Krankenhaus B *Pädiatrische Station*	**PE Päd** Ambulanter Pflegedienst C *Häusliche Kinderkrankenpflege*	**PE Päd** Krankenhaus B *Pädiatrische Station*
PE 3 **Allgemeine ambulante Akut-/Langzeitpflege** Ambulanter Pflegedienst C *Ambulante Pflege*	**PE 3** **Allgemeine stationäre Langzeitpflege** Seniorenheim A *Wohnbereich B*	**PE 3** **Allgemeine stationäre Akutpflege** Krankenhaus B *Stationen der Akutversorgung*
	Ende des zweiten Ausbildungsjahres	
PE Allgemeinpsychiatrische Versorgung Krankenhaus B *Psychiatrische Klinik*	**PE Kinder- und jugend-psychiatrische Versorgung** Krankenhaus B *Kinder- und jugendpsychiatrische Klinik*	**PE Gerontopsychiatrische Versorgung** Seniorenheim A *gerontopsychiatrischer Wohnbereich*
VE und zur freien Verteilung Seniorenheim A stationäre Langzeitpflege *Wohnbereich für Menschen mit Demenz*	**VE und zur freien Verteilung** Krankenhaus B *Pädiatrische Station*	**VE und zur freien Verteilung** Ambulanter Pflegedienst C *Versorgung älterer Menschen, Ausrichtung auf ambulante Langzeitpflege*
Weiterer Einsatz *Pflegestützpunkt*	**Weiterer Einsatz** *Rehabilitationseinrichtung für Kinder und Jugendliche*	**Weiterer Einsatz** *Hospiz*
	Ende des dritten Ausbildungsjahres	
Abschluss: **Pflegefachfrau** (mit Vertiefungseinsatz in der Altenpflege)	Abschluss: **Gesundheits- und Kinderkranken-pflegerin**	Abschluss: **Altenpfleger**

(Legende: OE = Orientierungseinsatz / PE = Pflichteinsatz / Päd = pädiatrische Versorgung / VE = Vertiefungseinsatz)

3.2 Didaktische Prinzipien der Ausbildung und deren Umsetzung

Was du mir sagst, vergesse ich.
Was du mir zeigst,
daran erinnere ich mich.
Was du mich tun lässt, verstehe ich.

(Konfuzius)

Nachdem in den vorhergehenden Kapiteln bereits die prinzipielle zeitliche und sachliche Gliederung des Ausbildungsplans vorgestellt wurde, soll es im Folgenden darum gehen, nach welchen didaktischen Prinzipien ein Ausbildungsplan aufgebaut und umgesetzt werden kann.

Die im Unterricht in der Pflegeschule zu vermittelnden Inhalte sollen mit den in den praktischen Einsätzen erworbenen Fähigkeiten so verknüpft werden, dass sie sich thematisch ergänzen. So sind nicht nur Erkenntnisse aus dem Unterricht in der Praxis anzuwenden, sondern auch diejenigen aus der praktischen Ausbildung im Unterricht zu berücksichtigen. Um dies sicherzustellen, bedarf es eines engen Austausches zwischen der Schule und den Einrichtungen der praktischen Ausbildung.

Die Pflegeausbildung soll Auszubildende dazu befähigen, die Aufgaben der Planung, Organisation, Gestaltung, Steuerung und Durchführung aller Pflegeprozesse zu übernehmen. Dabei handeln sie ihrem Ausbildungsstand entsprechend in stets komplexer werdenden Pflegesituationen. Das bedeutet, dass die Versorgung der zu Pflegenden individuell auf der Grundlage wissenschaftlicher Theorien, Modelle und Forschungsergebnisse in ausgewählten Situationen stattzufinden hat. Nach Reetz/Seyd (2006) sind Pflegesituationen in der Pflegepraxis stets konkret und einmalig. Hierbei werden fachliche und personale Kompetenzen einschließlich der zugrunde liegenden methodischen, sozialen und kommunikativen Kompetenzen sowie die Fähigkeit zum Wissenstransfer gefordert und gefördert.

3.2.1 Auszubildende in ihrer Entwicklung unterstützen und fördern

Wie schon in Kapitel 2.3.1 beschrieben, vollzieht sich das Lernen in der Praxis in realen und authentischen beruflichen Situationen. Wie auch im Rahmenausbildungsplan sollte bei der Entwicklung des Ausbildungsplans der Praxiseinrichtung der Schwierigkeitsgrad der Handlungen bzw. der zu bewältigenden beruflichen Situationen mit dem Ausbildungsstand und dem intendierten Entwicklungsziel der Auszubildenden gesteigert werden. Gleichermaßen sollen Auszubildende ihre (berufliche) Persönlichkeit weiterentwickeln. Bei der Wahrnehmung individueller Aufgaben im Praxiseinsatz sollten sie weder unter- noch überfordert werden, und es sollte ihnen ausreichend Gelegenheit gegeben werden, sich auszuprobieren und ihren Lernfortschritt zu reflektieren. Kompetenzen sollen im Laufe der Ausbildung aufeinander aufbauen. Daher ist bei der Gestaltung des Ausbildungsplans das Folgende zu fragen:

Inhaltliche Gliederung

- Welche Kompetenzen sollen von den Auszubildenden erworben werden?
- Wie werden die Anforderungen über die Ausbildungszeit gesteigert?
- Welche Lehrinhalte können und sollen in welchen Einsätzen vermittelt werden?

Berufspädagogischen Positionen zufolge unterliegen Lehr- und Ausbildungspläne dem Handlungs-, dem Situations- und dem Persönlichkeitsprinzip. Für die Erarbeitung eines Ausbildungsplans bedeutet das, dass darin das Lernen in der Praxis mit beruflichen Handlungen und Situationen verknüpft werden soll. Die Auszubildenden, die in beruflichen Situationen lernen sollen, bilden mit ihrer Persönlichkeit und in ihrer Entwicklungsstufe den Ausgangspunkt für die Auswahl dieser Situationen und für die Zielstellung der Ausbildungsphase. Im Folgenden soll dargestellt werden, wie die Prinzipien Handlung, Situation und Persönlichkeit mit der Weiterentwicklung über die Ausbildungszeit verknüpft sind.

Handlungsmerkmale

Im Verlauf der Ausbildung steigert sich der Schwierigkeitsgrad der beruflichen Handlungen und insbesondere der pflegerischen Maßnahmen: von einfachen Handlungen, die nach vorgegebenen Regeln auszuführen sind, und Assistenz über die eigenständige Durchführung von Teilaufgaben und komplizierter werdende Maßnahmen sowie Mitbeteiligung bis hin zur eigenverantwortlichen Übernahme komplexer Aufgaben. Das setzt auch eine Entwicklung der hierfür erforderlichen Kenntnisse vom Grundlagenwissen über ein breites bis hin zu einem vertieften und vernetzten Fachwissen voraus. Handlungen in der Pflege sind stets im Kontext des Pflegeprozesses zu betrachten. Als einfache Handlungen gelten beispielsweise täglich wiederkehrende Routinen, die nach vorgegebenen Standards durchzuführen sind. Kompliziertere und schwierigere Maßnahmen sind beispielsweise dadurch gekennzeichnet, dass sie von den üblichen Standards abweichen, einen höheren Anspruch an manuelle Fertigkeiten haben, den Einsatz technischer Geräte erfordern oder auch mit mehr Gefahren für die Beteiligten verbunden sein können.

Situationsmerkmale

Bezogen auf die beruflichen Situationen bedeutet die Steigerung des Schwierigkeitsgrades, dass die Gelegenheiten, in denen Auszubildende beruflich handeln, zunehmend komplexer werden. Insofern sollen am Beginn der Ausbildung überschaubare und relativ stabile Pflegesituationen bewältigt werden. Beispielsweise sind überschaubare Situationen dadurch gekennzeichnet, dass der Pflegegrad des zu pflegenden Menschen niedrig, sein Gesundheitszustand stabil ist und er nur wenig Unterstützung benötigt. Weiterhin wären Merkmale für den Schwierigkeitsgrad einer Handlungssituation die Adhärenz des zu pflegenden Menschen oder die Anzahl der beteiligten Personen. Dazu zählen Bezugspersonen oder weitere an der Pflege und Versorgung beteiligte Berufsangehörige. Pflegesituationen werden komplexer, wenn der Gesundheitszustand der zu pflegenden Person instabil ist, mehrere Gesundheitsprobleme gleichzeitig auftreten oder die Adhärenz des zu pflegenden Menschen nicht gegeben ist. Auch die Auswahl aus verschiedenen Handlungsalternativen oder die Beteiligung mehrerer Versorgungsinstitutionen, Berufsangehöriger und Bezugspersonen, ggf. mit schwer zu vereinbarenden Ansprüchen und Vorstellungen, steigert den Schwierigkeitsgrad einer Handlungssituation.

Übertragen auf die berufliche Wirklichkeit lassen sich aber nicht immer gezielt komplexe oder weniger komplexe Situationen auffinden und klar voneinander abgrenzen. Zudem sind berufliche Handlungssituationen auch dynamisch und können sich innerhalb kurzer Zeit ändern. Um die Handlungsfähigkeit der Auszubildenden auch in solchen Situationen zu ermöglichen, sollten sie grundsätzlich nur in einem (Teil-)Bereich agieren, den sie entsprechend ihrem Entwicklungsstand auch überblicken können und der sie weder unter- noch überfordert. Das heißt, sie übernehmen je nach individuellem Ausbildungsstand und Komplexität der Situation Beobachtungs- oder Assistenzaufgaben, sie arbeiten unter Anleitung oder Aufsicht, sie übernehmen selbstständig Teil- oder umfassende Aufgaben.

Persönlichkeitsmerkmale

Nicht nur die handlungsbezogenen und situativen Anforderungen steigern sich über die Ausbildungszeit, auch die Entwicklung einer (beruflich) emanzipierten Persönlichkeit stellt ein wesentliches Bildungsziel dar. Auszubildende sind auch regelmäßig dazu angehalten, ihr berufliches Handeln, ihre Haltung und ihren Kenntnisstand zu reflektieren. Während sie noch zu Beginn mit ihren eigenen (Ideal-)Vorstellungen in die Ausbildung eintreten, erhalten sie über die Zeit zunehmend Einblicke in den Beruf und lernen dessen ethische Grundsätze kennen. Sie sammeln Erfahrungen und können schließlich ihre berufliche Identität mit verinnerlichten ethischen Werten entwickeln. Als Berufsangehörige sollten sie dazu in der Lage sein, ihre eigene Position emanzipiert zu vertreten und anderen Berufsangehörigen auf Augenhöhe zu begegnen.

3.2.2 Steigende Anforderungen

Kompetenzentwicklung kommt dadurch zum Ausdruck, dass steigende Anforderungen im Laufe der Ausbildung bewältigt werden. Im Idealfall lassen sich Indikatoren für Kompetenzstufen erkennen, anhand derer zielgerichtet dem Ausbildungsstand entsprechende Aufgaben im Praxiseinsatz ausgewählt werden können. Diese Indikatoren sind verschiedene Merkmale, die auf unterschiedlichen Niveaustufen in den Kompetenzen eingeschrieben sind und sich kontinuierlich über die gesamte Ausbildungszeit steigern. Solche Indikatoren erleichtern es, das Niveau der Lern- oder Prüfungssituation einzuschätzen, also den Schwierigkeitsgrad in Bezug zum Ausbildungsstand und zum Lernziel festzulegen. Auch wenn in den Anlagen der PflAPrV explizit nur zwei Niveaustufen – zum Zeitpunkt der Zwischenprüfung bzw. zum Zeitpunkt der Abschlussprüfung – ausgewiesen sind, müssten diese für die Planung der praktischen Ausbildung weiter ausdifferenziert werden. Um das zu ermöglichen, wird in dieser Broschüre eine mehrstufige Steigerung der in der PflAPrV beschriebenen Kompetenzen empfohlen. Die Kompetenzen der PflAPrV wurden zu diesem Zweck einer Analyse und Kategorisierung unterzogen. Das Ergebnis dieser Synthese bilden zehn Kompetenzkategorien, die unter Zuhilfenahme der in den Rahmenplänen beschriebenen Situations-, Handlungs- und Persönlichkeitsmerkmale in mehreren Schritten steigerungsfähig sind (siehe Infokasten 7 und Kapitel 4.2). Die Einteilung der Kompetenzen in eine übersichtliche Anzahl von Kategorien und Stufen eröffnet die Möglichkeit, Anforderungen an Aufgaben und Prüfungen sowie Indikatoren zur Einschätzung des individuellen Ausbildungsstands der Auszubildenden zu mehreren Zeitpunkten zu bestimmen.

Die folgenden Empfehlungen für Kompetenzstufen gelten für eine dreijährige Vollzeitausbildung und müssten bei einer Teilzeit- oder verkürzten Ausbildung entsprechend angepasst werden.

Infokasten 7: Empfehlungen für Kompetenzniveaus im Ausbildungsverlauf

▸ **Stufe 1 Probezeit**

Kompetenzen auf dieser Stufe sollten bis zum Ende des ersten Halbjahres erreicht sein. Zu diesem Zeitpunkt haben die Auszubildenden ihren Orientierungseinsatz absolviert. Im ersten Halbjahr können Anleitungssituationen mit Anforderungen auf mindestens diesem Niveau geplant und eine Einschätzung über die Leistungen der Probezeit vorgenommen werden.

▸ **Stufe 2 Hälfte der Ausbildung**

Bis zur Hälfte der Ausbildung sollte mindestens Niveaustufe 2 erreicht sein. Zu diesem Zeitpunkt haben die Auszubildenden zwei weitere Einsätze absolviert, allerdings in für sie zum Teil neuen Versorgungsbereichen. Vor dem Hintergrund ihrer individuellen Erfahrungen sollten die Planung von Anleitungssituationen und Leistungsbewertungen auf dieser Niveaustufe erfolgen.

▸ **Stufe 3 Zwischenprüfung**

Am Ende des zweiten Ausbildungsjahres haben die Auszubildenden alle Arten von stationären und ambulanten Versorgungsbereichen, außer der psychiatrischen Versorgung, durchlaufen. Die Indikatoren auf dieser Niveaustufe können nicht nur für Anleitungssituationen, sondern auch für die Vorbereitung und die Durchführung der Zwischenprüfung herangezogen werden.

▸ **Stufe 4 Abschlussprüfung**

Mindestens diese Stufe sollte am Ende der Ausbildung erreicht sein. Die Auszubildenden haben nach dem Durchlaufen aller Praxiseinsätze Kompetenzen erworben, die für die selbstständige Berufsausübung erforderlich sind. Die Indikatoren auf dieser Niveaustufe können für die Vorbereitung und Durchführung der Abschlussprüfung herangezogen werden.

Die im Folgenden eher abstrakten Kompetenzkategorien können individuell an die Aufgaben und Anforderungen angepasst und konkretisiert werden, sodass eine Reflexion und Bewertung der Leistung auf dieser Grundlage erfolgen kann. In den Anwendungsbeispielen in Kapitel 3.2.5 ist dargestellt, wie dieses Schema im konkreten Fall für die Auswahl einer Anleitungssituation sowie für deren abschießende Reflexion eingesetzt werden kann.

Infokasten 8: Horizontale Ebene – Zehn Kategorien von Kompetenzen

1. **Fachsystematische Kenntnisse**
   Vom elementaren Wissen bis hin zu vertieftem und vernetztem fachtheoretischem Wissen.
2. **Beobachtung und Urteilsbildung**
   Vom Erkennen von pflegerelevanten Phänomenen und Handlungsanlässen bis hin zu ihrer theoretischen Einordnung und Ableitung von fachlich gesicherten Interventionen.
3. **Selbstständigkeit und Eigenaktivität**
   Von der Umsetzung standardisierter grundlegender (Pflege-)Maßnahmen bis hin zur Fähigkeit, selbst an der Entwicklung von Konzepten für die Versorgung mitzuwirken.
4. **Situationsspezifisches Handeln**
   Vom Handeln in überschaubaren Situationen bis hin zum Handeln in komplexen Situationen.
5. **Organisation von Prozessen**
   Vom Erkennen von Handlungsabläufen bis hin zur Steuerung von Prozessen in größeren Zusammenhängen.
6. **Übernahme von Verantwortung**
   Von der Beteiligung, Mitwirkung und Assistenz bis hin zum eigenverantwortlichen Entscheiden und Handeln.
7. **Selbstreflexion und eigene Weiterentwicklung**
   Von der Wahrnehmung der eigenen Grenzen bis hin zur eigenverantwortlichen Weiterentwicklung und aktiven Wissensaneignung.
8. **Berufliche Identität und Ethik**
   Von Kenntnissen zum Beruf und seinen ethischen Grundsätzen bis hin zur Identifikation und dem selbstständigen Agieren mit anderen an der Versorgung Beteiligten auf Augenhöhe.
9. **Interaktion und Perspektivenübernahme**
   Vom Erkennen und Respektieren divergierender Meinungen bis hin zur Fähigkeit, Konsens herstellen zu können.
10. **Konfliktlöseverhalten**
   Vom Erkennen konfliktbehafteter Situationen bis hin zu aktiven Strategien zur Problemlösung.

In Kapitel 4.2 sind in einer ausführlichen Tabelle (siehe Tabelle 10) die genannten zehn Kategorien mit den vier Niveaustufen verknüpft dargestellt, versehen mit Beispielen aus ausgewählten Kompetenzschwerpunkten. Zudem ist in Kapitel 4.3 eine darauf basierende Checkliste zur Einschätzung von Leistungen und Aufgabenanforderungen in der praktischen Pflegeausbildung zu finden. Die Kompetenzsteigerung in mehreren Schritten mit den entsprechenden Indikatoren stellt eine Grundlage bei der Planung der Ausbildung und insbesondere für die Gestaltung von Lern- und Anleitungssituationen dar. Anhand der Checkliste in Kapitel 4.3 können Praxisanleitende den Anforderungsgrad der von ihnen geplanten Anleitungssituationen im Vorfeld einschätzen. Je nach Schwierigkeitsgrad und Ausbildungsstand kann mit ihrer Hilfe auch eine differenzierte Beurteilung der Leistungen von Auszubildenden vorgenommen sowie die Selbstreflexion angeregt werden.

3.2.3 Selbstreflexion und Leistungseinschätzung

Ein wesentliches Element der praktischen Pflegeausbildung stellt die regelmäßige Reflexion dar. Auszubildende lernen berufliche Situationen, in denen sie agiert haben, und ihren aktuellen Lernstand gemeinsam mit den Praxisanleitenden zu reflektieren und sich mit ihnen über ihre Weiterentwicklung zu verständigen. Um das zu ermöglichen übernehmen Praxisanleitende die Aufgabe, mit den Auszubildenden entsprechende Gespräche zu führen und sie dazu anzuhalten, eine Einschätzung von beruflichen Situationen vor dem Hintergrund ihrer Erfahrungen, Kenntnisse, Haltungen und Einstellungen vorzunehmen. Darüber hinaus sollen sie ihren persönlichen Lernstand mit den beruflichen Anforderungen und eigenen sowie fremden Erwartungen abgleichen.

Erst-, Zwischen- und Abschlussgespräche stellen für die erwarteten Anforderungen, die Selbstreflexion und Leistungseinschätzung, neben dem Reflexionsgespräch am Ende jeder Anleitung den passenden Rahmen dar. Um diese Gespräche gut strukturieren zu können, wird in Kapitel 4.5 ein empfehlender Gesprächsleitfaden zur Verfügung gestellt. Bei dieser Gelegenheit sollten die Praxisanleitenden die Auszubildenden zum Führen des Ausbildungsnachweises motivieren und das zum Nachweis auch dokumentieren. Zur Vorbereitung können die Auszubildenden unter Zuhilfenahme des Kompetenznetzes, das in Kapitel 4.4 dargestellt ist, eine Selbsteinschätzung ihrer Kompetenzen vornehmen und sich mit dem Gesprächsleitfaden auf die Inhalte der Gespräche vorbereiten.

Im **Erstgespräch** kann gemeinsam mit den Praxisanleitenden gleich zu Beginn erfasst werden, mit welchen praktischen Vorerfahrungen Auszubildende in den Einsatz kommen und ob vonseiten der Pflegeschule Lernaufgaben bzw. Praxisaufträge gegeben worden sind, die in diesem Einsatz übernommen werden sollen. Wichtig dabei ist, den Startpunkt für den Einsatz genau zu erfassen. Denn nur so kann hierauf aufbauend geplant und auf das Lernangebot im jeweiligen Einsatz aufgebaut werden. Des Weiteren sollten auch die gegenseitigen Erwartungen in diesem Gespräch geklärt werden: Welche persönlichen Ziele haben die Auszubildenden und welches Lernangebot kann ihnen in diesem Einsatz gemacht werden? Welche Arbeits- und Lernaufgaben sollen oder können speziell in diesem Einsatz wahrgenommen werden?

Im **Zwischengespräch**, etwa nach der Hälfte des Einsatzes, sofern dieser mehrere Wochen dauert, kann eine Zwischenbilanz gezogen werden: Welche Lernangebote konnten die Auszubildenden im Einsatz wahrnehmen? Wie konnten die Praxisanleitungssequenzen umgesetzt werden und welche Weiterentwicklung wird für den Rest des Einsatzes verfolgt?

Im **Abschlussgespräch** wird zunächst zurückgeschaut. Es kann hier thematisiert werden, ob die im Erstgespräch formulierten Erwartungen erfüllt wurden und ob es durch die Anleitungssequenzen, Praxisaufträge und weitere praktische Erfahrungen zu einem Kompetenzzuwachs gekommen ist. Praxisanleitende nehmen im Abschlussgespräch auch eine Leistungsbewertung vor und reflektieren diese mit den Auszubildenden. Leitend für die Einschätzung ist, inwieweit die dem individuellen Ausbildungsstand der Auszubildenden entsprechenden Erwartungen erfüllt wurden. Aus der Leistungsbewertung können abschließend nach vorne schauend Empfehlungen für den weiteren Verlauf der Ausbildung gegeben werden.

3.2.4 Planung und Durchführung von Anleitungssituationen

Praxisanleitende haben per Gesetz die Aufgabe, Anleitungen geplant und strukturiert im Umfang von mindestens zehn Prozent der zu leistenden Einsatzzeit vorzunehmen. Das Lernen im Rahmen dieser Anleitungssituationen findet ausschließlich am Arbeitsplatz statt und wird „arbeitsgebundenes Lernen" (Dehnbostel 2007, S. 45) genannt (siehe auch Infokasten 5). Zum Zweck des Lernens werden von den Anleitenden Pflegesituationen ermittelt, die es den Auszubildenden ermöglichen, in realen Arbeitsprozessen Handlungskompetenz zu erwerben. Je nach Ausbildungsstand und Zielstellung der Aufgabe bieten hierfür pflegerische Settings mit unterschiedlichen Pflegebedarfen der zu pflegenden Menschen und verschiedenen Komplexitätsgraden zahlreiche Möglichkeiten.

Im Rahmenausbildungsplan der Fachkommission nach § 53 PflBG sind für die Praxiseinsätze zahlreiche Aufgaben mit dem zugehörigen Kompetenzschwerpunkt aus der PflAPrV angegeben (siehe auch Kapitel 2.6.1). Hierbei wurden die Versorgungsbereiche der Pflichteinsätze in besonderer Weise berücksichtigt, z. B. sind die Aufgaben im Pädiatrieeinsatz oder im Psychiatrieeinsatz speziell auf die zu versorgende Klientel und die Besonderheiten der Pflegesettings in diesen Bereichen ausgerichtet. Anders stellt es sich für den Orientierungseinsatz und den Vertiefungseinsatz dar. Diese Einsätze können in sehr unterschiedlichen Versorgungsbereichen stattfinden, sie sind abhängig vom Träger der praktischen Ausbildung und vom Ausbildungsplan. Im Orientierungseinsatz sind die Aufgaben so angelegt, dass sie es den Auszubildenden unabhängig vom Versorgungsbereich ermöglichen, Einblick in den Pflegeberuf zu erlangen und einen Einstieg in häufig wiederkehrende pflegerische Handlungen zu bekommen. Im Vertiefungseinsatz am Ende der Ausbildung handelt es sich stets um Aufgaben, mit denen Gelerntes in einem komplexeren Pflegesetting angewendet und umgesetzt wird. Je nach Ausbildungsplan können diese Aufgaben in unterschiedlichen Versorgungsbereichen angesiedelt sein.

In der Ausbildungsplanung wird festgelegt, welche Aufgaben die Auszubildenden in welchem Einsatz bekommen sollen. Viele dieser Aufgaben werden in Form von strukturierten und geplanten Praxisanleitungen umgesetzt, wofür es einer weiteren Feinplanung bedarf. Folgende Fragen sind hierfür leitend:

- In welchem Versorgungssetting findet der Einsatz statt? Welches Lernangebot ist in diesem Einsatz vorhanden (und ggf. einmalig in der Ausbildung)?
- Welche Kompetenzen sollen mit der Aufgabe gefördert werden?
- In welchem Ausbildungsabschnitt befinden sich die Auszubildenden? Welcher Lernstand ist zu erwarten und welcher individuelle Lernstand liegt vor?
- An welche theoretischen Ausbildungsinhalte knüpft die Pflegesituation an?

3.2.5 Anwendungsbeispiele: Anleitungssituationen im ersten und dritten Ausbildungsjahr

Diesem Kapitel liegt der Rahmenausbildungsplan der Fachkommission nach § 53 PflBG zugrunde. Es wird beispielhaft dargelegt, wie das Schwerpunktthema „Gesundheitsförderung und Prävention – zu pflegende Menschen in ihrer Mobilität und bei der Selbstversorgung unterstützen" in verschiedenen Settings und Ausbildungsabschnitten umgesetzt werden kann. Hierzu werden Beispiele für zwei Anleitungssituationen im Orientierungseinsatz zu Beginn der Ausbildung und für eine Anleitungssituation im Vertiefungseinsatz im letzten Ausbildungsdrittel vorgestellt. Die Anleitungssituationen bauen auf den drei beispielhaften Ausbildungsverläufen der Auszubildenden Andrea, Berna und Charles aus Kapitel 3.1 auf.

Allgemeine Voraussetzungen

Formale Aspekte

Die im Rahmen einer strukturierten und geplanten Anleitung zu versorgenden Menschen werden informiert, und es wird ihr Einverständnis eingeholt. Die gesamte Anleitungssituation besteht aus einem Vorbereitungsgespräch, der Durchführung der pflegerischen Handlungen und einer anschließenden Reflexion. Die hierfür veranschlagte Zeit soll im Dienstplan berücksichtigt werden, da weder Praxisanleitende noch Auszubildende während dieser Zeit für die Versorgung zur Verfügung stehen. Die strukturierte und geplante Anleitung wird im Ausbildungsnachweis dokumentiert (siehe auch Musterentwurf zum Ausbildungsnachweis).

Aufgabenstellung
Die Aufgaben sind dem Ausbildungsplan (in den folgenden Beispielen dem Rahmenausbildungsplan der Fachkommission nach § 53 PflBG) zu entnehmen. In allen drei Beispielen liegt der Aufgabenschwerpunkt auf der „Gesundheitsförderung und Prävention – zu pflegende Menschen in ihrer Mobilität und bei der Selbstversorgung unterstützen".

Versorgungssettings
Die ersten beiden Beispiele bilden Aufgaben aus dem Orientierungseinsatz ab. Die Auszubildende Berna ist auf der pädiatrischen Unfallstation eingesetzt, die Auszubildende Andrea hat ihren Orientierungseinsatz im Seniorenheim. Das dritte Beispiel zeigt Aufgaben im ambulanten Setting. Charles absolviert in der ambulanten Pflege seinen Vertiefungseinsatz mit Schwerpunkt Langzeitpflege.

Kompetenzschwerpunkte
Dem Thema „Gesundheitsförderung und Prävention – zu pflegende Menschen in ihrer Mobilität und bei der Selbstversorgung unterstützen" können mehrere Aufgaben aus dem Rahmenausbildungsplan zugeordnet werden. Für die Feinplanung wird eine geeignete Auswahl von Aufgaben aus dem Ausbildungsplan getroffen. Jede der Aufgaben ist im Rahmenausbildungsplan einem Kompetenzschwerpunkt zugeordnet.

Bezugspunkte zum Curriculum der Pflegeschule
Die Beispielaufgaben im Orientierungseinsatz aus dem Rahmenausbildungsplan sind vor allem mit der curricularen Einheit „CE 02 A - Mobilität interaktiv, gesundheitsfördernd und präventiv gestalten" aus dem Rahmenlehrplan verbunden.

Die Beispielaufgaben aus dem Vertiefungseinsatz sind mit „CE 04 – Gesundheit fördern und präventiv handeln" verbunden.

Vorbereitung der Anleitungssituation

Auswahl geeigneter Handlungsanlässe und zu pflegender Menschen für die Aufgabenstellung

Wie auch für die Lernsituationen im Curriculum (vgl. Fachkommission 2020a, S. 16) sind auch für die geplante und strukturierte Praxisanleitung Handlungsanlässe mit entsprechendem Komplexitätsgrad in Abhängigkeit vom Ausbildungsstand auszuwählen. Die folgende Tabelle soll hierfür eine Orientierung bieten.

Tabelle 8: Indikatoren für die Komplexität von Pflegesituationen

Komplexität der Pflegesituation	
Erstes Ausbildungsdrittel (Orientierungseinsatz)	**Letztes Ausbildungsdrittel** (Vertiefungseinsatz)
▶ Die Pflegesituation ist weitgehend stabil. ▶ Der zu pflegende Mensch hat einen geringen bis mittleren Grad an Pflegebedürftigkeit. ▶ Er hat gesundheitliche Problemlagen bei gesundheitlicher Stabilität oder maximal mittlerer Stabilität, d. h., die Gefahr von Komplikationen ist eher gering. ▶ Der zu pflegende Mensch ist weitgehend mit den pflegerischen Maßnahmen einverstanden. ▶ Zwischen Pflegenden und Angehörigen herrscht weitgehend Einverständnis. ▶ Selten treten Verhaltensweisen oder psychische Problemlagen auf, die eine personelle Unterstützung erforderlich machen. ▶ Der zu pflegende Mensch hat einen hohen Grad an Ressourcen.	▶ Die Pflegesituation ist oft instabil. ▶ Der zu pflegende Mensch hat einen hohen Grad an Pflegebedürftigkeit, also schwere Beeinträchtigungen der Selbstständigkeit. ▶ Er ist gesundheitlich instabil, es besteht die Gefahr von Komplikationen. ▶ Der zu pflegende Mensch hat abweichende Vorstellungen von den pflegerischen Maßnahmen. ▶ Zwischen Pflegenden und Angehörigen herrschen divergierende Meinungen. ▶ Es treten oft Verhaltensweisen und psychische Problemlagen auf, die eine personelle Unterstützung erforderlich machen. ▶ Der zu pflegende Mensch hat einen geringen Grad an Ressourcen.

Erfassung der Lernvoraussetzungen

Die ersten beiden nachfolgenden Beispiele für Anleitungssituationen sind wenige Wochen nach Beginn des Orientierungseinsatzes im ersten Ausbildungsdrittel, das dritte Beispiel ist zu Beginn des Vertiefungseinsatzes angesiedelt.

Individuelle Lernvoraussetzungen der Auszubildenden sind im Erstgespräch zu Beginn des Einsatzes und im Vorgespräch der Anleitungssituation zu klären. Hierbei sollten die Auszubildenden nach Vorkenntnissen für die Aufgabenstellung und Erfahrungen bezüglich der Pflegesituation gefragt werden.

Konkretisierung der Aufgaben, Vorgehensweise und Lernziele

Im Vorgespräch wird die Aufgabenstellung im Kontext des Pflegeprozesses und auf der Grundlage einer Pflegeplanung bekannt gegeben. Die Auszubildenden erhalten die Gelegenheit, sich über den von ihnen zu versorgenden Menschen weitere Informationen einzuholen. Es wird der zeitliche Rahmen und der Ablauf besprochen. Hier wird auch geklärt, inwieweit die Auszubildenden die an sie gestellten Aufgaben je nach Ausbildungsstand selbstständig oder assistierend übernehmen.

Des Weiteren verständigen sich die Praxisanleitenden und die Auszubildenden über die Lernziele, welche aus den Kompetenzschwerpunkten abgeleitet werden können. In den Beispielen sind neben dem Schaubild des Kompetenznetzes Kompetenzen in den zehn Kategorien angegeben, die in Kapitel 4.3 dargestellt sind und die für die jeweilige Situation nochmals konkretisiert werden sollten.

Durchführung der Anleitung

Die Wahrnehmung der Aufgaben in der Anleitungssituation erfolgt in den Schritten des Pflegeprozesses. Die/der Auszubildende informiert den zu pflegenden Menschen über die Maßnahmen, erfasst seine aktuellen Bedürfnisse und nimmt ggf. eine Risikoeinschätzung vor. Gemeinsam wird darüber kommuniziert, welche Ziele die pflegerischen Maßnahmen verfolgen. Die/der Auszubildende führt die Pflege, je nach Ausbildungsstand und Schwierigkeitsgrad mit Unterstützung durch die/den Praxisanleitende/-n, durch. Nach Beendigung der Pflegemaßnahmen wird das Befinden des zu pflegenden Menschen erfasst und die Pflegedokumentation geschrieben.

Die Durchführung sollte von den Praxisanleitenden kriteriengeleitet dokumentiert werden. Anregungen für diese Kriterien können den nachfolgenden Beispielen entnommen werden.

Auswertung der Anleitung

Nach der Durchführung der Pflegemaßnahmen wird den Auszubildenden Gelegenheit gegeben, die gesamte Situation nochmals zu durchdenken. Zur Selbsteinschätzung können sie im Anschluss das Kompetenznetz nutzen. Die Praxisanleitenden werten unterdessen ihr Beobachtungsprotokoll unter Zuhilfenahme des Kompetenznetzes aus. Im Anschluss daran erfolgt ein Reflexionsgespräch, in dem sich Praxisanleitende und Auszubildende über ihre Wahrnehmung der Situation austauschen. Ein Gesprächsleitfaden ist den folgenden Beispielen zu entnehmen. Die Situation wird mithilfe der im Vorgespräch vereinbarten Ziele und des Kompetenznetzes ausgewertet.

Anleitungssituation I

Auszubildende/-r	Verantwortliche/-r Praxisanleiter/-in	Einsatzort	Einsatztypus		
Berna	Darius	Krankenhaus B Pädiatrische Station	X	Orientierungseinsatz	Datum
				Pflichteinsatz	
				Vertiefungseinsatz	
				Weiterer Einsatz	

Kompetenzschwerpunkte

Gesundheitsförderung und Prävention (KS I.2)

Angrenzend:

- Entwicklung und Autonomie in der Lebensspanne fördern (KS I.6)
- Kommunikation und Interaktion mit Menschen aller Altersstufen und ihren Bezugspersonen personen- und situationsbezogen gestalten und eine angemessene Information sicherstellen (KS II.1)
- Eigene Gesundheit erhalten (KS V.2)

Aufgaben aus dem Ausbildungsplan mit Bezug zu den Kompetenzschwerpunkten

- Beweglichkeit und Bewegungseinschränkungen, Bewegungs- und Haltungsmuster der zu pflegenden Menschen beobachten und in Abstimmung mit der zuständigen Pflegefachperson Risikoeinschätzungen vornehmen (KS I.2)
- Menschen in unterschiedlichen, im Einsatzbereich gegebenen Alters- und Lebens-/Entwicklungsphasen wahrnehmen (KS I.6)
- Erforderliche Maßnahmen der Gesundheitsförderung und Prävention („Prophylaxen") im Rahmen der regelmäßig wiederkehrenden Versorgung der zu pflegenden Menschen gemeinsam mit Pflegefachpersonen ermitteln (KS I.2)
- Mit zu pflegenden Menschen Kontakt aufnehmen und ihre Bedürfnisse und Wünsche hinsichtlich der Pflege erfragen. Dabei formelle und informelle Gesprächssequenzen unterscheiden und anwenden (KS II.1)
- An gezielten Interventionen zur Bewegungsförderung, zum Transfer und zum Positionswechsel, ggf. unter Nutzung von Hilfsmitteln, mitwirken, gesundheitsförderliche und präventive Aspekte gezielt in das pflegerische Handeln integrieren (KS I.2)
- Bei der Bewegungsförderung, beim Transfer und in der Unterstützung beim Positionswechsel Strategien der persönlichen Gesunderhaltung einsetzen (KS I.2 und KS V.2)
- Ausgeführte Maßnahmen dokumentieren (KS I.2)
- Begegnungen und Kommunikationssituationen mit zu pflegenden Menschen und ihren Bezugspersonen durch Perspektivenwechsel zur Selbst- und Fremdwahrnehmung gemeinsam mit Pflegefachpersonen reflektieren (KS II.1)

Vorbereitung

Lernvoraussetzung (konkretisierte Vorerfahrungen der Auszubildenden)

Die oder der Auszubildende ...

- ✓ hat Vorkenntnisse in CE 02A.
- ✓ ist seit mindestens drei Wochen auf der kinderchirurgischen Abteilung.
- ✓ kennt das zu versorgende Kind und hat bei seiner Pflege bereits mitgewirkt.
- ✓ hat eine gute pflegerische Beziehung zum Kind aufgebaut.
- ✓ kennt die Standards der Station zur Versorgung von Kindern mit Gelenkfrakturen und kann unter Anleitung methodisch und fachlich korrekt mobilisieren und positionieren.
- ✓ kennt Techniken des ergonomischen Arbeitens und hat Hilfsmittel der Abteilung kennengelernt.

Auswahl der zu pflegenden Person, Handlungsanlässe und Pflegeerfordernisse

Beispiel:

Die achtjährige Jana hatte einen Fahrradunfall, bei dem sie sich eine Fraktur am rechten Sprunggelenk zugezogen hat. Sie wurde vor fünf Tagen operiert und wird in den nächsten Tagen entlassen. Jana, ein fröhliches und aufgewecktes Mädchen, ist durch den in einer Schiene liegenden Fuß auf fremde Hilfe angewiesen. Das stört sie nicht besonders, da sie von ihrer Mutter, die mit aufgenommen wurde, umsorgt wird. Heute früh soll Jana zur Kontrolle in die Röntgenabteilung gebracht werden.

Aufgabenschwerpunkte:

- ▸ Beobachtung von Bewegungs- und Haltungsmustern des Kindes
- ▸ Einschätzung der Risiken von Immobilisierungsfolgen und Durchführung prophylaktischer Maßnahmen, insbesondere Bewegungsförderung
- ▸ Hilfestellung beim Ankleiden und Begleitung in die Röntgenabteilung zusammen mit der Mutter

Kontextbedingungen

- ▸ Die pädiatrische Station verfügt über einen Pflegestandard zur pädiatrischen postoperativen Pflege und Mobilisation nach Gelenkfrakturen.
- ▸ Die pädiatrische Station ist kindgerecht ausgestattet und verfügt neben einem Spielzimmer über viele Hilfsmittel wie Kinderrollstühle, Kindergehhilfen, höhenverstellbare Betten etc.
- ▸ Es liegt eine aktuelle Pflegeplanung für das Kind vor.

Beteiligte

- ▸ Jana und ihre Mutter
- ▸ Auszubildende Berna
- ▸ Praxisanleiter Darius

Durchführung	
Handlungskriterien	**Beobachtungsprotokoll**

▸ Aktuelle Informationen über das Kind einholen, Pflegeplanung lesen
▸ Den aktuellen Pflegebedarf und die aktuellen Bedürfnisse des Kindes erfassen, Risikoeinschätzung vornehmen
▸ Maßnahmen (ggf. abweichend vom Pflegeplan) mit dem Kind und der anwesenden Bezugsperson absprechen
▸ Die Maßnahmen und deren Begründung kindgerecht erklären
▸ Die Maßnahmen durchführen, dabei
  ▸ Bedürfnisse des Kindes berücksichtigen
  ▸ Bezugsperson einbeziehen
  ▸ Hausstandard/-richtlinien berücksichtigen
  ▸ Prophylaxen integrieren
  ▸ Hilfsmittel bereithalten und sachgerecht anwenden
  ▸ für Sicherheit sorgen, Gesundheitsschutz beachten
  ▸ ergonomisch arbeiten
  ▸ Hygiene beachten
  ▸ wirtschaftlich und ressourcenschonend arbeiten
▸ Kommunizieren, dabei
  ▸ den Entwicklungsstand des Kindes berücksichtigen
  ▸ Kommunikationsregeln einhalten
  ▸ die Reaktionen des Kindes auf die Pflegemaßnahmen beobachten und darauf angemessen eingehen
▸ Maßnahmen und beobachtete Auffälligkeiten dokumentieren	

Auswertung

Reflexion der Anleitungssituation

Kompetenznetz zur Reflexion der Anleitungssituation

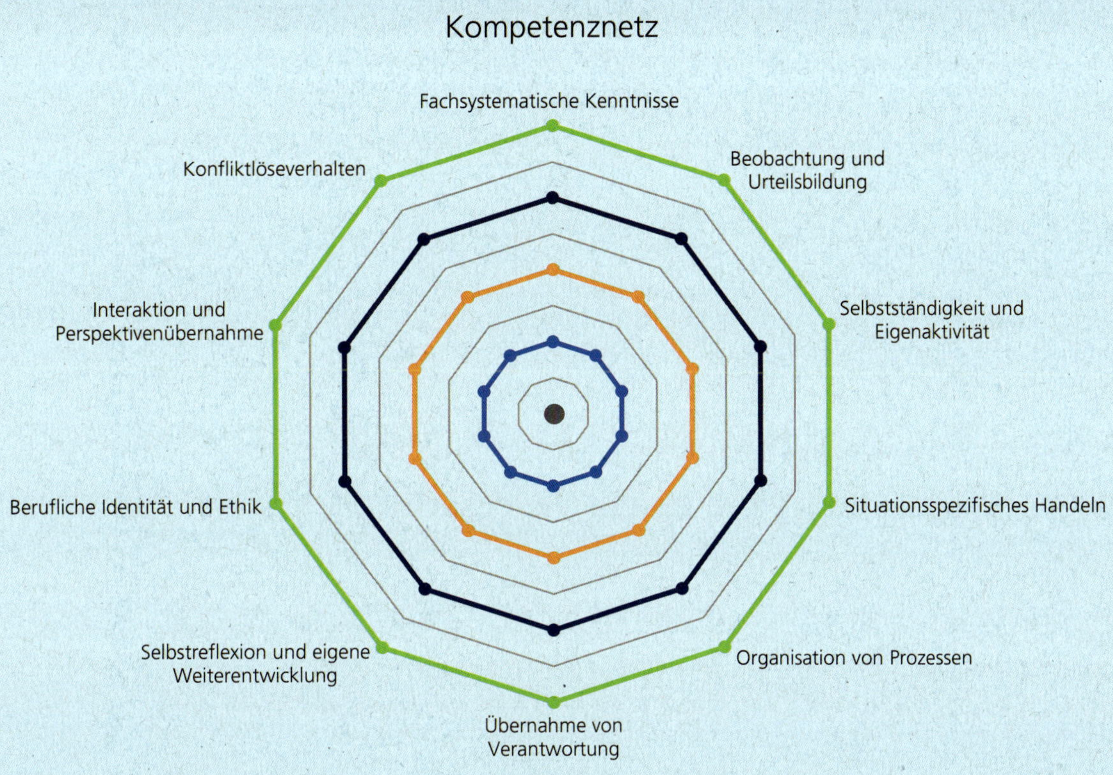

Die Indikatoren für den Kompetenzerwerb sind auf Niveaustufe 1 angesiedelt.

Die oder der Auszubildende …

Fachsystematische Kenntnisse

- hat allgemeine Kenntnisse über die Bewegungsfähigkeit des menschlichen Körpers und kennt die Bedeutung der Bewegung für die Gesundheit.

Beobachtung und Urteilsbildung

- nimmt Bewegungsmuster wahr und erkennt Störungen in Bewegungsabläufen.

Selbstständigkeit und Eigenaktivität

- kennt die für die Versorgung erforderlichen Standards der Abteilung und setzt diese um.

Situationsspezifisches Handeln

- ist handlungsfähig, wenn die Situation unkompliziert ist, z. B. der zu pflegende Mensch kooperativ ist und keine schweren gesundheitlichen Beeinträchtigungen hat.

Organisation von Prozessen

- gleicht die Pflegeplanung mit dem tatsächlichen Pflegebedarf ab.

Übernahme von Verantwortung

- assistiert bei der Versorgung, übernimmt einfache Aufgaben selbstständig.

Selbstreflexion und eigene Weiterentwicklung

- setzt Hilfsmittel ein und holt sich bei Bedarf Hilfe und Unterstützung.

Berufliche Identität und Ethik

- vertritt und begründet die Pflegemaßnahmen gegenüber dem zu pflegenden Menschen.

Interaktion und Perspektivenübernahme

- respektiert die Wünsche und Bedürfnisse des zu pflegenden Menschen.

Konfliktlöseverhalten

- erkennt ggf. Widerstand gegen die Pflegemaßnahmen und kann darauf eingehen.

Gesprächsleitfaden zur Reflexion der Anleitungssituation (Auszubildende/-r und Praxisanleitende/-r reflektieren jeweils aus ihrer Perspektive)

Erleben

- *Wie wurde die Situation wahrgenommen?*
- *Wie sehr fühlte sich die/der Auszubildende dazu imstande, diese zu bewältigen?*
- *Wurden psychische, kognitive, physische Grenzen der/des Auszubildenden wahrgenommen?*
- *Wie ist die Situation abgelaufen? Gab es dabei auch unerwartete Momente?*

Deuten

- *Wie wird das Verhalten des zu pflegenden Menschen gedeutet?*
- *Wie wird das Verhalten der/des Auszubildenden gedeutet?*

Verarbeiten

- *Wie wurde damit umgegangen, wenn von der Planung abgewichen werden musste?*
- *Wie wurde die Beziehung zum zu pflegenden Menschen wahrgenommen und gestaltet?*

Evaluation aus dem Gelernten

- *Was wurde mit den Pflegemaßnahmen erreicht?*
- *Würde die/der Auszubildende beim nächsten Mal etwas anders machen? Falls ja, warum?*

Vereinbarungen:

Durch die nachfolgende Unterschrift werden die Teilnahme an der Praxisanleitung und am Nachgespräch sowie die Kenntnis der Vereinbarungen bestätigt.

Praxisanleiter/-in	Auszubildende/-r
Datum/Unterschrift	Datum/Unterschrift

Anleitungssituation II

Auszubildende/-r	Verantwortliche/-r Praxisanleiter/-in	Einsatzort	Einsatztypus		
Andrea	Florian	Seniorenheim A Wohnbereich A	X	Orientierungseinsatz	Datum
				Pflichteinsatz	
				Vertiefungseinsatz	
				Weiterer Einsatz	

Kompetenzschwerpunkte

Gesundheitsförderung und Prävention (KS I.2)

Angrenzend:

- Entwicklung und Autonomie in der Lebensspanne fördern (KS I.6)
- Kommunikation und Interaktion mit Menschen aller Altersstufen und ihren Bezugspersonen personen- und situationsbezogen gestalten und eine angemessene Information sicherstellen (KS II.1)
- Eigene Gesundheit erhalten (KS V.2)

Aufgaben aus dem Ausbildungsplan mit Bezug zu den Kompetenzschwerpunkten

- Beweglichkeit und Bewegungseinschränkungen, Bewegungs- und Haltungsmuster der zu pflegenden Menschen beobachten und in Abstimmung mit der zuständigen Pflegefachperson Risikoeinschätzungen vornehmen (KS I.2)
- Menschen in unterschiedlichen, im Einsatzbereich gegebenen Alters- und Lebens-/Entwicklungsphasen wahrnehmen (KS I.6)
- Erforderliche Maßnahmen der Gesundheitsförderung und Prävention („Prophylaxen") im Rahmen der regelmäßig wiederkehrenden Versorgung der zu pflegenden Menschen gemeinsam mit Pflegefachpersonen ermitteln (KS I.2)
- Mit zu pflegenden Menschen Kontakt aufnehmen und ihre Bedürfnisse und Wünsche hinsichtlich der Pflege erfragen. Dabei formelle und informelle Gesprächssequenzen unterscheiden und anwenden (KS II.1)
- An gezielten Interventionen zur Bewegungsförderung, zum Transfer und zum Positionswechsel, ggf. unter Nutzung von Hilfsmitteln, mitwirken, gesundheitsförderliche und präventive Aspekte gezielt in das pflegerische Handeln integrieren (KS I.2)
- Bei der Bewegungsförderung, beim Transfer und in der Unterstützung beim Positionswechsel Strategien der persönlichen Gesunderhaltung einsetzen (KS I.2 und KS V.2)
- Ausgeführte Maßnahmen dokumentieren (KS I.2)
- Begegnungen und Kommunikationssituationen mit zu pflegenden Menschen und ihren Bezugspersonen durch Perspektivenwechsel zur Selbst- und Fremdwahrnehmung gemeinsam mit Pflegefachpersonen reflektieren (KS II.1)

Vorbereitung

Lernvoraussetzung (konkretisierte Vorerfahrungen der Auszubildenden)

Die oder der Auszubildende …

- ✓ hat Vorkenntnisse in CE 02A.
- ✓ ist seit mindestens drei Wochen im Wohnbereich.
- ✓ kennt die Bewohnerin/den Bewohner und hat bei der Pflege bereits mitgewirkt.
- ✓ hat eine gute pflegerische Beziehung zur Bewohnerin/zum Bewohner aufgebaut.
- ✓ kennt Standards des Wohnbereichs (hier: Erhaltung der Mobilität/Kontrakturenprophylaxe).
- ✓ kennt Techniken des ergonomischen Arbeitens und hat Hilfsmittel des Wohnbereichs kennengelernt.

Auswahl der zu pflegenden Person, Handlungsanlässe und Pflegeerfordernisse

Beispiel:

Frau Gärtner ist eine 87-jährige Bewohnerin, die seit zwei Jahren im Seniorenheim lebt. Sie war bis vor Kurzem mobil und konnte bis zu einer halben Stunde mit dem Rollator spazieren gehen. Nach einem Sturz in der vorigen Woche zeigt sie Gangunsicherheiten, obwohl sie keine körperlichen Verletzungen davongetragen hat. Die Auszubildende hat die Aufgabe, Frau Gärtner beim Ankleiden zu unterstützen und mit ihr eine Strecke zu gehen.

Personenbezogene Merkmale:

- Bewohner/-in mit eingeschränkter Bewegungsfähigkeit, Mobilität mit Hilfsmitteln (z. B. Rollator) möglich
- Es besteht die Gefahr der Immobilität.
- Bewohner/-in ist weitestgehend kooperativ, benötigt aber Unterstützung/Motivation, um sich zu bewegen.

Kontextbedingungen

- Der Wohnbereich verfügt über geeignete Hilfsmittel zur Unterstützung der Mobilität (höhenverstellbare Betten, Rollatoren etc.).
- Der Wohnbereich verfügt über Standards zur Förderung der Mobilität/zur Kontrakturenprophylaxe.
- Es liegt eine aktuelle Pflegeplanung für den/die Bewohner/-in vor.

Beteiligte

- Bewohnerin Frau Gärtner
- Auszubildende Andrea
- Praxisanleiter Florian

Durchführung	
Handlungskriterien	**Beobachtungsprotokoll**

▸ Aktuelle Informationen über die Bewohnerin einholen, Pflegeplanung lesen
▸ Den aktuellen Pflegebedarf und die aktuellen Bedürfnisse der Bewohnerin erfassen, Risikoeinschätzung vornehmen
▸ Maßnahmen (ggf. abweichend vom Pflegeplan) mit der Bewohnerin absprechen
▸ Die Maßnahmen und deren Begründung bewohnerorientiert erklären
▸ Die Maßnahmen durchführen, dabei
  ▸ die Bedürfnisse der Bewohnerin berücksichtigen
  ▸ Hausstandard/-richtlinien berücksichtigen
  ▸ Prophylaxen integrieren
  ▸ Hilfsmittel bereithalten und sachgerecht anwenden
  ▸ für Sicherheit sorgen, Gesundheitsschutz beachten
  ▸ ergonomisch arbeiten
  ▸ Hygiene beachten
  ▸ wirtschaftlich und ressourcenschonend arbeiten
▸ Kommunizieren, dabei
  ▸ den kulturellen Hintergrund und die kognitiven Fähigkeiten der Bewohnerin berücksichtigen
  ▸ Kommunikationsregeln einhalten
  ▸ die Reaktionen der Bewohnerin auf die Pflegemaßnahmen beobachten und darauf angemessen eingehen
  ▸ Maßnahmen und beobachtete Auffälligkeiten dokumentieren	

Auswertung

Reflexion der Anleitungssituation

Kompetenznetz zur Reflexion der Anleitungssituation

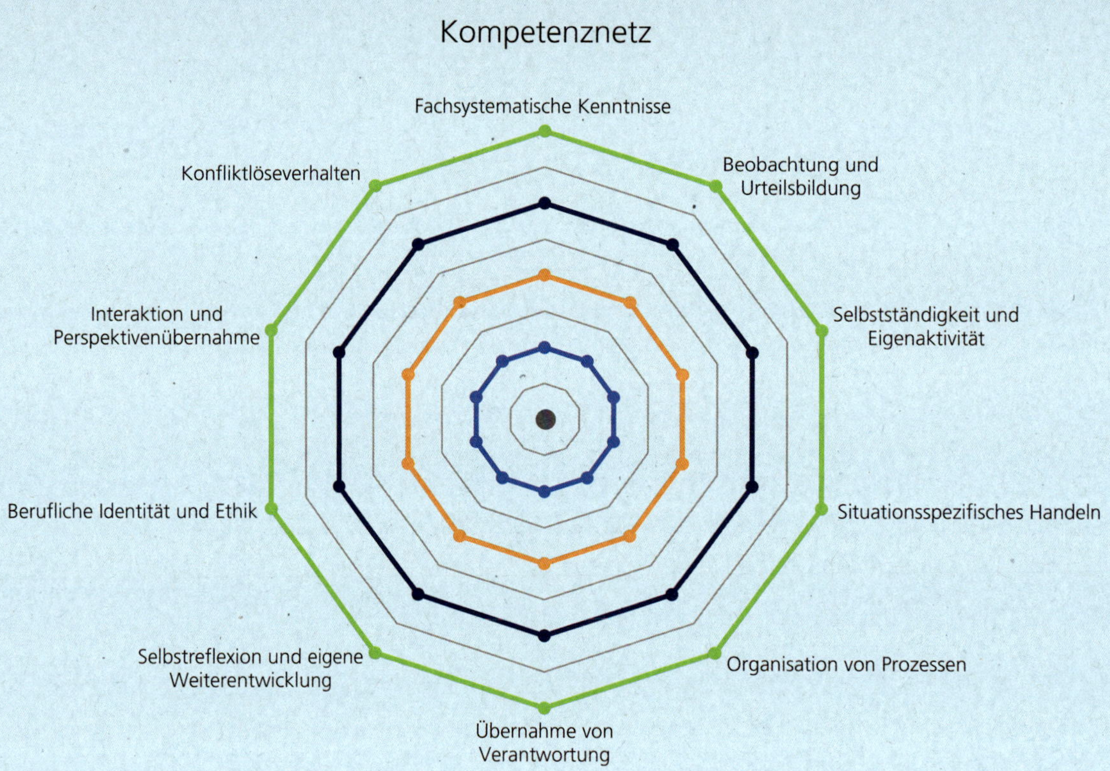

Die Indikatoren für den Kompetenzerwerb sind auf Niveaustufe 1 angesiedelt.

Die oder der Auszubildende …

Fachsystematische Kenntnisse

- hat allgemeine Kenntnisse über die Bewegungsfähigkeit des menschlichen Körpers und kennt die Bedeutung der Bewegung für die Gesundheit.

Beobachtung und Urteilsbildung

- nimmt Bewegungsmuster wahr und erkennt Störungen in Bewegungsabläufen.

Selbstständigkeit und Eigenaktivität

- kennt die für die Versorgung erforderlichen Standards der Abteilung und setzt diese um.

Situationsspezifisches Handeln

- ist handlungsfähig, wenn die Situation unkompliziert ist, z. B. der zu pflegende Mensch kooperativ ist und keine schweren gesundheitlichen Beeinträchtigungen hat.

Organisation von Prozessen

- gleicht die Pflegeplanung mit dem tatsächlichen Pflegebedarf ab.

Übernahme von Verantwortung

- assistiert bei der Versorgung, übernimmt einfache Aufgaben selbstständig.

Selbstreflexion und eigene Weiterentwicklung

- setzt Hilfsmittel ein und holt sich bei Bedarf Hilfe und Unterstützung.

Berufliche Identität und Ethik
- vertritt und begründet die Pflegemaßnahmen gegenüber dem zu pflegenden Menschen.

Interaktion und Perspektivenübernahme
- respektiert die Wünsche und Bedürfnisse des zu pflegenden Menschen.

Konfliktlöseverhalten
- erkennt ggf. Widerstand gegen die Pflegemaßnahmen und kann darauf eingehen.

Gesprächsleitfaden zur Reflexion der Anleitungssituation (Auszubildende/-r und Praxisanleitende/-r reflektieren jeweils aus ihrer Perspektive.)

Erleben

- *Wie wurde die Situation wahrgenommen?*
- *Wie sehr fühlte sich die/der Auszubildende dazu imstande, diese zu bewältigen?*
- *Wurden psychische, kognitive, physische Grenzen der/des Auszubildenden wahrgenommen?*
- *Wie ist die Situation abgelaufen? Gab es dabei auch unerwartete Momente?*

Deuten

- *Wie wird das Verhalten des zu pflegenden Menschen gedeutet?*
- *Wie wird das Verhalten der/des Auszubildenden gedeutet?*

Verarbeiten

- *Wie wurde damit umgegangen, wenn von der Planung abgewichen werden musste?*
- *Wie wurde die Beziehung zum zu pflegenden Menschen wahrgenommen und gestaltet?*

Evaluation aus dem Gelernten

- *Was wurde mit den Pflegemaßnahmen erreicht?*
- *Würde die/der Auszubildende beim nächsten Mal etwas anders machen? Falls ja, warum?*

Vereinbarungen:

Durch die nachfolgende Unterschrift werden die Teilnahme an der Praxisanleitung und am Nachgespräch sowie die Kenntnis der Vereinbarungen bestätigt.

Praxisanleiter/-in	Auszubildende/-r
Datum/Unterschrift	Datum/Unterschrift

Anleitungssituation III

Auszubildende/-r	Verantwortliche/-r Praxisanleiter/-in	Einsatzort	Einsatztypus		
Charles	Elisa	Ambulanter Pflegedienst C Versorgung älterer Menschen, Ausrichtung auf ambulante Langzeitpflege		Orientierungseinsatz	Datum
				Pflichteinsatz	
			X	Vertiefungseinsatz	
				Weiterer Einsatz	

Kompetenzschwerpunkte

Gesundheitsförderung und Prävention (KS I.2)

Angrenzend:

- Entwicklung und Autonomie in der Lebensspanne fördern (KS I.6)
- Kommunikation und Interaktion mit Menschen aller Altersstufen und ihren Bezugspersonen personen- und situationsbezogen gestalten und eine angemessene Information sicherstellen (KS II.1)
- Information, Schulung und Beratung bei alten Menschen verantwortlich organisieren, gestalten, steuern und bewerten (KS II.2)
- Ärztliche Anordnungen im Pflegekontext eigenständig durchführen (KS III.2)
- Für die zu pflegenden alten Menschen im Rahmen der Prozessverantwortung Termine in Abstimmung mit anderen an der Versorgung beteiligten Personen, Berufsgruppen und Institutionen organisieren und koordinieren (KS III.3)

Aufgaben aus dem Ausbildungsplan mit Bezug zu den Kompetenzschwerpunkten

Ermittlung und Einschätzung des Pflegebedarfes, Planung der Pflege

- Veränderungen des Gesundheitszustandes bei alten Menschen in komplexen gesundheitlichen Problemlagen systematisch verantwortlich erheben (KS I.2)
- Bewegungs- und Haltungsmuster in komplexen gesundheitlichen Problemlagen erheben, mithilfe von geeigneten Bewertungsverfahren einschätzen und mithilfe von Pflegediagnosen interpretieren (KS I.2)
- Pflegeprozesse für alte Menschen, die operiert wurden, durch eine umfassende Informationssammlung vor- und nachbereiten (KS I.2)
- In die Planung der Pflege von alten Menschen in der häuslichen Pflege die Gestaltung von Alltagsaktivitäten einbeziehen. Die unterschiedlichen Bedürfnisse und Erwartungen von alten Menschen integrieren sowie die biografisch geprägten Lebenszusammenhänge, die familiäre Situation und die soziale Lage berücksichtigen (KS I.4)

Durchführung der pflegerischen Maßnahmen

- Die mit der langfristigen postoperativen Versorgung verbundenen pflegerischen Aufgaben in Abstimmung mit den zu pflegenden Menschen durchführen (KS I.2)
- Den Pflegeprozess in komplexen Situationen an Leitlinien und Standards orientiert individuell gestalten und die Wirkung der gewählten Interventionen in Abstimmung mit den zu pflegenden Menschen und den beteiligten Berufsgruppen bewerten (KS I.3)
- Bewegungsressourcen durch gezielte Pflegeinterventionen, ggf. in Abstimmung mit weiteren an Versorgung Beteiligten, fördern und, wenn möglich, ausbauen (KS I.2)
- Im Rahmen der Verantwortung für den Pflegeprozess biografie- und lebensweltorientierte Angebote zum Training lebenspraktischer Fähigkeiten mit den zu pflegenden Menschen umsetzen. Dabei die Selbstbestimmungsrechte der zu pflegenden Menschen achten (KS I.5)

Beziehungsgestaltung, Information und Beratung

- Auf alte Menschen, die einem pflegerischen Versorgungsangebot eher skeptisch, ablehnend oder abwehrend gegenüberstehen, zugehen, Ansatzpunkte für einen Beziehungsaufbau suchen und Aushandlungsprozesse gestalten; die gefundenen Lösungen bewerten und reflektieren (KS II.1)
- Zu alten Menschen, die in einzelnen gesundheitsbezogenen Fragen nur eine gering adhärente Einstellung zeigen, einen verstehenden Zugang aufbauen und Möglichkeiten suchen, Teilaspekte einer anderen Einstellung motivierend zu vermitteln (KS II.2)

Dokumentation

- Durchgeführte Pflege dokumentieren und bewerten; wenn erforderlich ergänzende Wissensrecherchen bezüglich des operativen Eingriffs durchführen (KS I.2 und V.1)

Interdisziplinäre Zusammenarbeit

- An der Planung, Umsetzung und Bewertung von komplexen, auch durch potenzielle gesundheitliche Instabilität und diagnostische oder therapeutische Unsicherheit oder Vulnerabilität und Krisenhaftigkeit gekennzeichneten, Versorgungsprozessen bei alten Menschen mitwirken (KS III.2)
- Für die zu pflegenden alten Menschen im Rahmen der Prozessverantwortung Termine in Abstimmung mit anderen an der Versorgung beteiligten Personen, Berufsgruppen und Institutionen organisieren und koordinieren (III.3)

Reflexion

- In der Bewertung der Gesprächssituation durch bewusste Perspektivenwechsel und/oder in Rückkoppelung mit den Gesprächspartnerinnen und -partnern die Möglichkeiten und Begrenzungen der gewählten Gesprächsführung ausloten (KS II.2)
- Pflegesituationen mit zu pflegenden alten Menschen, die schwer nachvollziehbare gesundheitsbezogene Verhaltensweisen zeigen, reflektieren, die eigenen Aufgaben und die Legitimation als Altenpflegerin/Altenpfleger in diesem Kontext abwägen (KS I.2)
- Lebenswelt- und biografiebezogene Hypothesen sowie theoretische Erkenntnisse der Gesundheitswissenschaften heranziehen, um einen verstehenden Zugang abzuleiten (KS I.2)

Vorbereitung

Lernvoraussetzung (konkretisierte Vorerfahrungen der Auszubildenden)

Die oder der Auszubildende …

- ✓ hat Vorkenntnisse in CE 04.
- ✓ hat bereits Erfahrungen in diversen Pflege- und Versorgungsbereichen und ist in der Lage, Wissensgrundlagen aus verschiedenen Bereichen miteinander in Beziehung zu setzen.
- ✓ arbeitet seit mindestens zwei Wochen mit Schwerpunkt Langzeitpflege in der ambulanten Versorgung.
- ✓ kennt den zu versorgenden Menschen und hat eine tragfähige pflegerische Beziehung aufgebaut.
- ✓ kennt Standards und Verfahrensweisen für die Versorgung von Menschen mit Unterschenkelfraktur sowie die Expertenstandards zur Förderung der Mobilität und zum Schmerzmanagement.
- ✓ kennt die Risikofaktoren und Risikogruppen bezüglich Dekubitus, Sturz und Kontrakturen und kann entsprechende Assessments durchführen.
- ✓ kann pflegerelevante Daten erheben und Beobachtungen interpretieren und in einen theoretischen Kontext stellen.
- ✓ kann zu pflegende Menschen mit Bewegungseinschränkung mobilisieren und kennt Möglichkeiten, sie unter Berücksichtigung der sozialen Situation und der Biografie zu motivieren, sich zu bewegen.
- ✓ reflektiert Phänomene bereits intuitiv, nimmt sie aus verschiedenen Perspektiven wahr und kann diese auch dem zu pflegenden Menschen und im Team erläutern.

- ✓ hat Wissen um spezifische Versorgungsangebote und kann abwägen, welche Angebote auf den Fall bezogen zum Einsatz kommen könnten
- ✓ kennt Kommunikationsregeln und kann diese anwenden sowie Strategien der Beratung unter Beachtung der Autonomie des zu pflegenden Menschen

Auswahl der zu pflegenden Person, Handlungsanlässe und Pflegeerfordernisse

Beispiel:

Der 73-jährige Herr Huber hatte einen schweren Fahrradunfall, bei dem er sich eine komplette Unterschenkelfraktur rechts zugezogen hat. Wegen mehrerer Operationen lag er über zehn Wochen im Krankenhaus. Seit seiner Entlassung vor zwei Wochen wird er wegen seines länger anhaltenden und zunehmend umfassenderen Pflegebedarfs zuhause versorgt. Herr Huber hat keine in der Nähe wohnenden Angehörigen. Während des Krankenhausaufenthaltes zeigte er erstmalig Zeichen von Demenz, er ist vergesslich, Fremden gegenüber misstrauisch und kann keine komplexen Sachverhalte erfassen. Ohne fremde Hilfe kann er nicht alleine aus dem Bett aufstehen und hat starke bewegungsabhängige Schmerzen, gegen die er Analgetika erhält. Für die Mobilität hat er Gehstützen verordnet bekommen, mit denen er nur an manchen Tagen zurechtkommt und die er gelegentlich in der Wohnung verlegt.

Herr Huber ist ein eher introvertierter Mann, der sich vor dem Fahrradunfall gerne in der Natur aufgehalten hat. Es ist ihm unangenehm, dass fremde Menschen in seine Wohnung kommen, und er sieht nicht ein, warum er Unterstützung benötigt. Herr Huber wohnt seit seinem frühen Erwachsenenalter in der Eigentumswohnung in der zweiten Etage eines Mehrfamilienhauses; einen Umzug in eine barrierefreie Wohnung oder in ein Seniorenheim lehnt er ab. Er erhält Speisen vom fahrbaren Mittagstisch und einmal pro Woche eine Lebensmittellieferung, was vom Sozialdienst des Krankenhauses organisiert wurde.

Laut Leistungsvereinbarung mit dem ambulanten Pflegedienst und ärztlicher Anordnung kommen zweimal täglich Pflegefachpersonen für die Medikamentengabe, die Körperpflege und die Mobilisation. Der Auszubildende soll die vereinbarten und angeordneten Maßnahmen in der Anleitungssituation durchführen, weiteren Versorgungsbedarf ermitteln und Absprachen zur Organisation der Weiterversorgung vornehmen.

Aufgabenschwerpunkte:

- Beobachtung von Bewegungs- und Haltungsmustern des zu pflegenden Menschen, Durchführung erforderlicher Assessments (z. B. Dekubitusrisiko, Schmerz, Bewegungsfähigkeit, Sturzrisiko)
- Beobachtung und Einschätzung des mentalen Status des zu pflegenden Menschen
- Gabe der verordneten Medikamente
- Hilfestellung bei der Körperpflege
- Durchführung aller notwendigen prophylaktischen Maßnahmen zur Vermeidung von Immobilitätsfolgen
- Durchführung aktivierender Pflege, Unterstützung der Bewegungsfähigkeit
- Motivation zur selbstständigen Fortbewegung
- Beratung und Anleitung zur selbstständigen Mobilität
- Ermittlung weiterer Hilfsmittel- und Versorgungserfordernisse unter Berücksichtigung der Bereitschaft des zu pflegenden Menschen zur Annahme der Hilfsmittel und Maßnahmen
- Information und Beratung des zu pflegenden Menschen über weitere Versorgungsmöglichkeiten
- Rücksprache mit weiteren an der Versorgung Beteiligten und insbesondere mit der Hausärztin zur Organisation weiterer Hilfen

Kontextbedingungen

- Vertrag über ambulante Pflege mit Leistungsvereinbarung sowie ärztliche Verordnung liegen vor.
- Gehstützen sind vorhanden.
- Herr Huber wohnt in seiner eigenen Wohnung.
- Es gibt keine Angehörigen, die in die Pflege und Versorgung einbezogen werden könnten.

Beteiligte

- Herr Huber
- Auszubildende Charles
- Praxisanleiterin Elisa
- Hausärztin (telefonisch erreichbar)

Durchführung

Handlungskriterien	Beobachtungsprotokoll

▸ Aktuelle Informationen über den zu pflegenden Menschen einholen, Pflegeplanung und Pflegedokumentation lesen
▸ Maßnahmen mit dem zu pflegenden Menschen absprechen und Wünsche (ggf. Abweichungen vom Pflegeplan) erfassen
▸ Die Maßnahmen und deren Begründung erklären unter Berücksichtigung der Motivationslage und der kognitiven Einschränkungen des zu pflegenden Menschen
▸ Beobachtung und Ermittlung von Risikofaktoren für Stürze sowie Immobilitätsfolgen unter Zuhilfenahme geeigneter Instrumente
▸ Ermittlung des Schmerzstatus unter Zuhilfenahme geeigneter Instrumente
▸ Maßnahmen der Bewegungsförderung durchführen, dabei
  ▸ für Sicherheit sorgen: Erfassung und ggf. Beseitigung extrinsischer Sturzrisikofaktoren, Gang- und Standsicherheit bei den Maßnahmen gewährleisten
  ▸ Hilfsmittel bereitstellen/bereithalten, Beobachtung auf ihre Eignung
  ▸ korrekte Durchführung aller notwendigen prophylaktischen Maßnahmen zur Vermeidung von Immobilitätsfolgen
  ▸ Beachtung der Hygiene
  ▸ Respektieren der Intimsphäre
  ▸ Beachtung des eigenen Gesundheitsschutzes (Hygienemaßnahmen und ergonomisches Arbeiten)
  ▸ Berücksichtigung des physischen und psychischen Zustandes des zu pflegenden Menschen
  ▸ Einbeziehung der Ressourcen
  ▸ Die Reaktionen des zu pflegenden Menschen auf die Pflegemaßnahmen beobachten und darauf angemessen reagieren	

- Wirtschaftliches und ressourcenschonendes Pflegehandeln
- Informieren, Anleiten, dabei
  - den Pflegebedarf und die Pflegebedürfnisse miteinander abwägen, Risiken verdeutlichen
  - über weitere Versorgungsangebote informieren und diese auf die aktuelle Lage beziehen
  - biografische Informationen einbeziehen
  - Kommunikationsregeln einhalten
  - den kulturellen Hintergrund und die kognitiven Fähigkeiten des zu pflegenden Menschen berücksichtigen
  - Absprachen treffen für die weitere Versorgung
- Korrekte Dokumentation der Maßnahmen und von Beobachtungen und Auffälligkeiten
- Ggf. Anpassung des Pflegeplans
- Organisation und Koordination weiterer Hilfen unter Berücksichtigung der Erfordernisse und Wünsche des zu pflegenden Menschen, z. B.
  - Vorschläge für weitere/andere Hilfsmittel unterbreiten und mit behandelnder Ärztin absprechen
  - Physiotherapie veranlassen
  - Möglichkeiten der Wohnraumanpassung zur Vermeidung von Stürzen anregen
  - Unterstützung im Haushalt veranlassen	

Auswertung

Reflexion der Anleitungssituation

Kompetenznetz zur Reflexion der Anleitungssituation

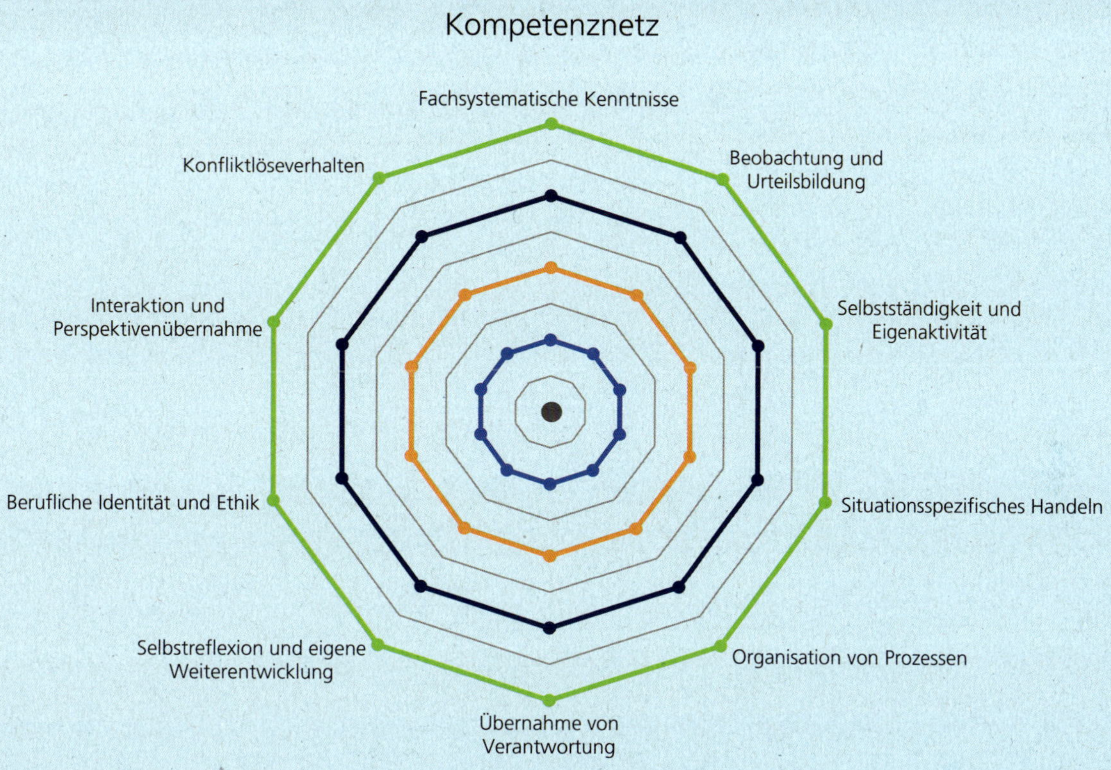

Die Indikatoren für den Kompetenzerwerb sind auf Niveaustufe 4 angesiedelt.

Die oder der Auszubildende ...

Fachsystematische Kenntnisse

- verfügt über vertiefte Kenntnisse zum Bewegungsapparat, und kennt evidenzbasierte Maßnahmen zu Bewegungsförderung und zum Schmerzmanagement (Expertenstandards).

Beobachtung und Urteilsbildung

- kann mit Unterstützung durch ein geeignetes Assessment die Bewegungsfähigkeit, das Sturzrisiko und die Schmerzsituation ermitteln.

Selbstständigkeit und Eigenaktivität

- kann evidenzbasierte Maßnahmen und Konzepte zur Bewegungsförderung und zum Schmerzmanagement umsetzen.

Situationsspezifisches Handeln

- ist handlungsfähig, auch wenn die Situation kompliziert ist, z. B. der zu pflegende Mensch wenig motiviert ist, schwere gesundheitlichen Beeinträchtigungen hat und die Situation kognitiv nicht umfänglich erfassen kann.

Organisation von Prozessen

- passt die Pflegeplanung den individuellen Bedürfnissen und Bedarfen des zu pflegenden Menschen an.
- spricht die Maßnahmen mit dem zu pflegenden Menschen, mit anderen an der Versorgung Beteiligten (Kolleginnen und Kollegen, Ärztinnen und Ärzten, Physiotherapeutinnen und Physiotherapeuten) ab.

Übernahme von Verantwortung

- führt die Aufgaben eigenständig durch und koordiniert die Maßnahmen mit der/dem Praxisanleitenden.

Selbstreflexion und eigene Weiterentwicklung

- erkennt Wissenslücken und erschließt sich die für die Versorgung erforderlichen Informationen selbstständig.

Berufliche Identität und Ethik

- vertritt und begründet die Pflegemaßnahmen gegenüber dem zu pflegenden Menschen und den anderen an der Versorgung Beteiligten.

Interaktion und Perspektivenübernahme

- respektiert die ggf. widersprüchlichen Perspektiven der Beteiligten und kann die Prozesse mit ihnen aushandeln.

Konfliktlöseverhalten

- entwickelt eigene Strategien zur Problemlösung.

Gesprächsleitfaden zur Reflexion der Anleitungssituation (Auszubildende/-r und Praxisanleitende/-r reflektieren jeweils aus ihrer Perspektive)

Erleben

- *Wie wurde die Situation wahrgenommen?*
- *Wie sehr fühlte sich die/der Auszubildende dazu imstande, diese zu bewältigen?*
- *Wurden psychische, kognitive, physische Grenzen der/des Auszubildenden wahrgenommen?*
- *Wie ist die Situation abgelaufen? Gab es dabei auch unerwartete Momente?*

Deuten

- *Wie wird das Verhalten des zu pflegenden Menschen gedeutet?*
- *Wie wird das Verhalten der/des Auszubildenden gedeutet?*

Verarbeiten

- *Wie wurde damit umgegangen, wenn von der Planung abgewichen werden musste?*
- *Wie wurde die Beziehung zum zu pflegenden Menschen wahrgenommen und gestaltet?*

Evaluation aus dem Gelernten

- *Was wurde mit den Pflegemaßnahmen erreicht?*
- *Würde die/der Auszubildende beim nächsten Mal etwas anders machen? Falls ja, warum?*

Vereinbarungen:

Durch die nachfolgende Unterschrift werden die Teilnahme an der Praxisanleitung und am Nachgespräch sowie die Kenntnis der Vereinbarungen bestätigt.

Praxisanleiter/-in	Auszubildende/-r
Datum/Unterschrift	Datum/Unterschrift

3.2.6 Anwendungsbeispiel: Verzahnung von Theorie und Praxis

Eine Möglichkeit für die oder den Auszubildenden, das im Unterricht Gelernte in der Praxis gezielt anzuwenden, stellt das arbeitsverbundene Lernen (vgl. Dehnbostel 2007, S. 45f.) dar. Hierbei wird informelles und formelles Lernen geplant, zielgerichtet und methodisch aufgearbeitet und miteinander verbunden. Beispiele für Lern- und Arbeitsaufgaben finden sich in den Rahmenlehrplänen der Fachkommission nach § 53 PflBG. Es handelt sich um Aufgaben, die an Lehrinhalte des Curriculums anknüpfen und in der Praxis umgesetzt werden sollen. Für die Entwicklung und Begleitung der Aufgaben sind gut qualifizierte Praxisanleitende und andere kompetente Kolleginnen und Kollegen mit langjähriger Erfahrung erforderlich, sogenannte Praxisvorbilder (vgl. Flaiz 2019, S. 237–255), die den Auszubildenden begleitend zur Seite stehen. Bei der im Folgenden beschriebenen Methode wird ein Themenbereich aus dem schuleigenen Curriculum gemeinsam von Lehrenden der Pflegeschule und den Praxisanleitenden aus den verschiedenen Einsatzorten ausgesucht und als Lern- und Arbeitsaufgabe in der Praxis festgelegt. Diese beinhaltet auf das jeweilige Einsatzgebiet angepasste Schwerpunkte. Diese Methode gibt den Auszubildenden die Möglichkeit, in enger Begleitung durch Lehrende der Pflegeschule sowie durch Praxisanleitende bzw. Praxisvorbilder und gemeinsam in einer Übungsgruppe ausgesuchte Lehrinhalte in der Pflegepraxis anzuwenden.

Vonseiten der Pflegeschule werden Gruppen aus der Ausbildungskohorte zu maximal sechs Lernenden gebildet. Diese Übungsgruppen sollen sich in den ersten beiden Wochen ihres Einsatzes mindestens zweimal treffen, um sich über ihre Erkenntnisse, aufkommende Fragen und Erlebnisse auszutauschen. Ihnen werden als Ansprechpartner/-innen jeweils Praxisanleitende bzw. Angehörige des Teams in der Einrichtung sowie die zuständigen Lehrenden aus der Pflegeschule für Rückfragen bekannt gegeben. Während der zweiwöchigen Bearbeitungsphase der Übungsaufgabe, in der sie im Dienstplan mit ihrer Ansprechpartnerin oder ihrem Ansprechpartner aus der Einrichtung eingeplant sind, kommen die Auszubildenden nochmals in der Ausbildungseinrichtung zusammen. Hier sollen sie die Ergebnisse ihrer Aufgabe aus ihren unterschiedlichen Einsatzgebieten für eine Präsentation in der Pflegeschule aufbereiten.

Zur besseren Nachvollziehbarkeit wird nachfolgend exemplarisch eine Aufgabe für eine Theorie-Praxis-Verzahnung mit dem Thema „CE 02 Zu pflegende Menschen in der Bewegung und Selbstversorgung unterstützen" aufgeführt.

Tabelle 9: Theorie-Praxis-Verzahnung durch eine von der Schule und der Einrichtung gemeinsam entwickelte Aufgabe

Durchführungsphase	Inhalte	Aufgabe der Schule	Aufgabe des/der Praxisanleitenden	Auszubildende/-r	Ziel
1	Vorbereitung CE 02 „Zu pflegende Menschen in der Bewegung und Selbstversorgung unterstützen" mit dem Schwerpunkt von CE 02 A „Mobilität interaktiv, gesundheitsfördernd und präventiv gestalten"	Unterricht zu einem der folgenden Handlungsanlässe: ▶ entwicklungs- und gesundheitsbedingt beeinträchtigte körperliche Mobilität ▶ beeinträchtigte Mobilität im Bett ▶ beeinträchtigte Gehfähigkeit ▶ bewegungsarmer Lebensstil ▶ Gesundheitsrisiken durch Mobilitätsbeeinträchtigungen, z. B. erhöhtes Sturzrisiko ▶ Gefahr einer verzögerten sensomotorischen Entwicklung	▶ Welcher der aus CE 02 A genannten Handlungsanlässe ist für die eigene Einrichtung und den Versorgungsbereich in diesem Einsatz relevant?	▶ Gruppenbildung aus maximal sechs Auszubildenden	▶ Gemeinsamer Austausch der Lehrenden und der Praxisanleitenden der Einrichtung bzw. des Versorgungsbereichs ▶ Entwicklung einer Übungsaufgabe zu einem ausgewählten Handlungsanlass ▶ Gelingen der Theorie-Praxis-Verzahnung
		▶ Gemeinsame Konzeption der Lern- und Arbeitsaufgabe unter Berücksichtigung des Erlebens/Deutens/Verarbeitens des ausgewählten Handlungsanlasses ▶ Transfer von Theorie in die Praxis und damit Verzahnung von Theorie und Praxis			

Durchführungsphase	Inhalte	Aufgabe der Schule	Aufgabe des/der Praxisanleitenden	Auszubildende/-r	Ziel
2	Übungsaufgabe	✓ Ansprechpartnerin oder Ansprechpartner bei Unsicherheiten und Fragen ✓ Kontakt zu den Praxisanleitenden halten	✓ Praxisanleitende bzw. das Team im Arbeitsfeld unterstützen die oder den Auszubildenden in der Bewältigung der Übungsaufgabe.	✓ Auszubildende sind in den Dienstplan fest mit eingebunden. ✓ Die Übungsgruppe soll sich in den ersten zwei Wochen ihres Einsatzes für einen konkreten Austausch mindestens zweimal treffen und zu festgelegten Themen austauschen.	✓ Auszubildende werden für die im Rahmen der Theorie gelernten Handlungsanlässe im Praxisfeld sensibilisiert. ✓ Die Auszubildenden nehmen Handlungsanlässe wahr und bringen diese in einen theoretischen Kontext.
3	Ergebnissicherung	✓ Moderation der Präsentationen der Auszubildenden aus ihren Erkenntnissen/Ergebnissen der Übungsaufgabe ✓ Pro Übungsgruppe Anwesenheit einer/eines Praxisanleitenden ✓ Diskussion bei Differenzen ✓ Ergänzungen bei fehlender Ausführung ✓ Korrektur bei fehlerhafter Ausarbeitung		✓ Sie fassen ihre Ergebnisse/Erkenntnisse/ihr Pflegehandeln schriftlich zusammen. ✓ Sie erstellen eine Präsentation aus ihren Ergebnissen. ✓ Vorstellung der Ergebnisse der Übungsaufgabe durch die einzelnen Übungsgruppen	✓ Durch die verschriftlichte Ergebnissicherung kommt es zu einer intensiven Auseinandersetzung mit dem Handlungsanlass. ✓ Die Auszubildenden lernen gezielt das theoretisch Gelernte in der Praxis zu erkennen/zu beobachten und anzuwenden. ✓ Die Theorie-Praxis-Verzahnung wird transparent.

Exemplarische Lern- und Arbeitsaufgabe am Beispiel CE 02

CE (Curricu-lare Einheit)	CE-Titel	Verantwortliche/-r Praxisanleiter/-in	Verantwortliche/-r Lehrende/-r des CE- Unterrichts	Namen der Gruppenmitglieder	Einsatzform		Einsatzbereich	Bearbeitungszeit-raum
CE 02 B	„Mobilität interaktiv, gesundheitsfördernd und präventiv gestalten“				X	Orientierungs-einsatz	Verschiedene Einsatzbereiche	DATUM von … bis …
						Pflichteinsatz		
						Vertiefungs-einsatz		
						Weiterer Einsatz		
Kompetenz-ziel	▸ Beweglichkeit und Bewegungseinschränkungen, Bewegungs- und Haltungsmuster der zu pflegenden Menschen beobachten und in Abstimmung mit der zuständigen Pflegefachperson Risikoeinschätzungen vornehmen. An gezielten Interventionen zur Bewegungsförderung, zum Transfer und zum Positionswechsel, ggf. unter Nutzung von Hilfsmitteln, mitwirken. Ausgeführte Maßnahmen dokumentieren. ▸ Bei der Bewegungsförderung, beim Transfer und bei der Unterstützung des Positionswechsels im Liegen Strategien der persönlichen Gesunderhaltung einsetzen (z. B. ergonomisches Arbeiten). ▸ Formen non-verbaler Interaktion, insbesondere Momente leib-körperlicher Interaktion und pflegerischer Berührung, bewusst wahrnehmen, gezielt einsetzen und reflektieren. ▸ Zu pflegende Menschen mit Einschränkungen in ihrer Orientierung und Handlungsplanung hinsichtlich ihrer Ressourcen und Einschränkungen beobachten und ihnen Orientierung im Umfeld vermitteln. ▸ Eigene Gefühle und emotionale Reaktionsmuster in der Begegnung mit zu pflegenden Menschen und ihrer aktuellen Lebenssituation wahrnehmen und im kollegialen fallbezogenen Austausch mit Pflegefachpersonen benennen und reflektieren (z. B. zum Umgang mit Unsicherheit, Scham, Ekel, Ängsten, Wut, Ungeduld).							

Übungsaufgabe

1. Kommen Sie in Ihrer Übungsgruppe zusammen.
2. Nachdem Sie Ihre ersten Dienste in der Einrichtung erlebt haben, nehmen Sie sich bitte 10 Minuten Zeit, um folgende Fragen zu beantworten. Diese Fragen sind nur für Sie als Reflexionsvorschlag zu verstehen:
   - Wie gefällt es Ihnen in diesem Einsatzbereich?
   - Hatten Sie im Vorfeld Sorgen, dass dieser Einsatz für Sie schwierig werden könnte?
   - Welche der pflegerischen Maßnahmen, die Sie in diesem Einsatz anwenden, haben Sie bereits im Unterricht erlernt?
   - Was ist Ihnen in Bezug auf die Versorgung der zu pflegenden Menschen leicht-, was schwergefallen?
   - Worauf können Sie bezüglich Ihres Einsatzes stolz sein?
3. Tauschen Sie sich über die oben genannten Fragen in Ihrer Übungsgruppe aus. Lassen Sie sich dabei aussprechen und geben Sie dabei bitte keine Bewertungen ab.
4. Sie haben im Unterricht verschiedene Handlungsanlässe für die Pflege von Menschen durchgesprochen. Mit dem Fokus auf Entwicklungs- und gesundheitsbedingt beeinträchtigte körperliche Mobilität und der Gefahr von Immobilität oder einer verzögerten sensomotorischen Entwicklung sollen Sie mit Ihrer Praxisanleiterin oder Ihrem Praxisanleiter für diese Übungsaufgabe einen zu pflegenden Menschen auswählen, den Sie auf Folgendes hin beobachten:
   - Wie ist seine Beweglichkeit? Hat er Bewegungseinschränkungen? Welche Bewegungs- und Haltungsmuster sind zu beobachten?
   - Können Sie in Abstimmung mit Ihrer Praxisanleiterin oder Ihrem Praxisanleiter eine Risikoeinschätzung, z. B. für Immobilität, für Sturz oder für Kontrakturen vornehmen?
   - Wie fördern Sie gezielt die Bewegungen des zu pflegenden Menschen? Können Sie seine vorhandenen Ressourcen erkennen und ggf. in die Versorgung mit einbeziehen?
   - Halten Sie Ihre gelernten Strategien der persönlichen Gesunderhaltung, z. B. ergonomisches Arbeiten, ein?
   - Was nehmen Sie an Interaktionen zwischen Ihnen und dem zu pflegenden Menschen und seinen Bezugspersonen wahr? Können Sie Interaktionen gezielt so einsetzen, dass Sie beispielsweise Angst des zu pflegenden Menschen reduzieren oder ihn zur Bewegung motivieren können?
   - Reflektieren Sie die Situation. Hierbei sind die eigenen Gefühle und emotionalen Reaktionsmuster in der Begegnung mit dem zu pflegenden Menschen und dessen aktueller Lebenssituation wahrzunehmen.
5. Besprechen Sie im kollegialen fallbezogenen Austausch mit Ihrer Praxisanleiterin oder Ihrem Praxisanleiter und Ihrer Übungsgruppe Ihre Beobachtungen und reflektieren Sie Ihren Umgang mit Emotionen, z. B. Unsicherheit, Scham, Ekel, Ängsten, Wut, Ungeduld.
6. Verschriftlichen Sie gemeinsam in der Übungsgruppe Ihre Beobachtungen. Bereiten Sie aus Ihren Ergebnissen eine Präsentation vor, die Sie am Tag X Ihrem Kurs vorstellen.

4 INSTRUMENTE ZUR UMSETZUNG DER PRAKTISCHEN AUSBILDUNG

4.1 Vorlage für die geplante Praxisanleitung

Auszubildende/-r	Verantwortliche/-r Praxisanleiter/-in	Einsatzort	Einsatztypus		
				Orientierungseinsatz	Datum
				Pflichteinsatz	
				Vertiefungseinsatz	
				Weiterer Einsatz	

Kompetenzschwerpunkte
Zentraler Kompetenzschwerpunkt aus PflAPrV:
Angrenzende Kompetenzschwerpunkte:

Aufgaben aus dem Ausbildungsplan mit Bezug zu den Kompetenzschwerpunkten

Vorbereitung
Lernvoraussetzung (konkretisierte Vorerfahrungen der Auszubildenden)
Die oder der Auszubildende …

Auswahl der zu pflegenden Person, Handlungsanlässe und Pflegeerfordernisse

Kontextbedingungen

Beteiligte

Durchführung	
Handlungskriterien	**Beobachtungsprotokoll**

Auswertung

Reflexion der Anleitungssituation

Kompetenznetz zur Reflexion der Anleitungssituation

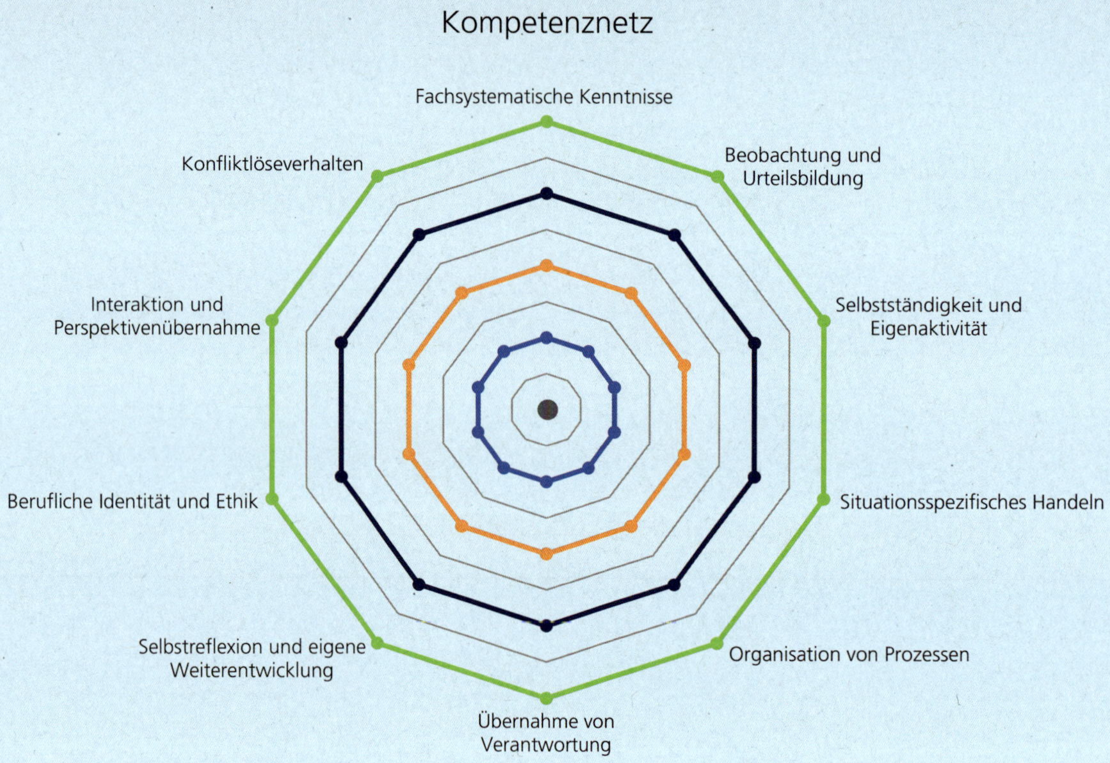

Die Indikatoren für den Kompetenzerwerb sind auf Niveaustufe 4 angesiedelt.

Die oder der Auszubildende …

Fachsystematische Kenntnisse

- …

Beobachtung und Urteilsbildung

- …

Selbstständigkeit und Eigenaktivität

- …

Situationsspezifisches Handeln

- …

Organisation von Prozessen

- …

Übernahme von Verantwortung

- …

Selbstreflexion und eigene Weiterentwicklung

- …

Berufliche Identität und Ethik

- …

Interaktion und Perspektivenübernahme

- …

Konfliktlöseverhalten

- …

Gesprächsleitfaden zur Reflexion der Anleitungssituation (Auszubildende/-r und Praxisanleitende/-r reflektieren jeweils aus ihrer Perspektive.)

Erleben

- *Wie wurde die Situation wahrgenommen?*
- *Wie sehr fühlte sich die/der Auszubildende dazu imstande, diese zu bewältigen?*
- *Wurden psychische, kognitive, physische Grenzen der/des Auszubildenden wahrgenommen?*
- *Wie ist die Situation abgelaufen? Gab es dabei auch unerwartete Momente?*

Deuten

- *Wie wird das Verhalten des zu pflegenden Menschen gedeutet?*
- *Wie wird das Verhalten der/des Auszubildenden gedeutet?*

Verarbeiten

- *Wie wurde damit umgegangen, wenn von der Planung abgewichen werden musste?*
- *Wie wurde die Beziehung zum zu pflegenden Menschen wahrgenommen und gestaltet?*

Evaluation aus dem Gelernten

- *Was wurde mit den Pflegemaßnahmen erreicht?*
- *Würde die/der Auszubildende beim nächsten Mal etwas anders machen? Falls ja, warum?*

Vereinbarungen:

Durch die nachfolgende Unterschrift werden die Teilnahme an der Praxisanleitung und am Nachgespräch sowie die Kenntnis der Vereinbarungen bestätigt.

Praxisanleiter/-in	Auszubildende/-r
Datum/Unterschrift	Datum/Unterschrift

4.2 Indikatoren für eine vierstufige Kompetenzsteigerung in zehn Kategorien

Tabelle 10: Indikatoren für eine vierstufige Kompetenzsteigerung in zehn Kategorien

Kategorie	Stufe
Fachsystematische Kenntnisse	
Elementares allgemeines Wissen, z. B.: ▶ Grundlegende Kenntnisse in verschiedenen Fachgebieten haben ▶ Kenntnisse über die Zielgruppen der Pflege und Beratung (Patientinnen und Patienten/Bewohnerinnen und Bewohner, Auszubildende, Angehörige und Ehrenamtliche) haben ▶ Die allgemeinen Assessmentverfahren und Standards der Institution kennen ▶ Einen Überblick über das Unterstützungs- und Versorgungsangebot der Institution haben	1
Grundlegendes Fachwissen, z. B.: ▶ Grundlegende Kenntnisse über gängige Theorien und Konzepte haben, z. B. zu Bewältigungsformen, Beratung, Anleitung, Schulung ▶ Die besonderen Standards der Institution kennen ▶ Grundlegende Kenntnisse in Ökologie, Ökonomie, Gesellschaft, Recht, Verwaltung haben	2
Grundlegendes und erweitertes Fachwissen, z. B.: ▶ Grundlegende Kenntnisse über Theorien und Konzepte haben, z. B. zu Sterbephasen, Entwicklungsaufgaben, integrierter Versorgung ▶ Ausgewählte Assessmentverfahren und Expertenstandards kennen ▶ Wissensgrundlagen aus verschiedenen Bereichen miteinander in Beziehung setzen ▶ Wissen um verschiedene Versorgungsangebote, z. B. Palliativversorgung, haben ▶ Ein Verständnis des rechtlichen Kontextes haben	3
Vertieftes fachtheoretisches und vernetztes Wissen, z. B.: ▶ Kenntnisse über spezielle Theorien und Konzepte haben, z. B. zu Empowerment, Compliance/Adhärenz, Trajekt-Modell, Case Management ▶ Wissen um spezifische Versorgungsangebote haben ▶ Spezifisches Wissen in Beziehung setzen zu anderen Fachgebieten und Ökologie, Ökonomie, Gesellschaft, Recht, Verwaltung	4
Beobachtung und Urteilsbildung	
Phänomene erkennen, z. B.: ▶ Aufmerksam sein, Situationen wahrnehmen und reflektieren ▶ Probleme und kritische Situationen, z. B. Gewalt, Notfälle, wahrnehmen und als solche erkennen ▶ Daten erheben ▶ Daten und Beobachtungen im Ansatz interpretieren können ▶ Den Nutzen von Informationen beurteilen können	1
Phänomene, einfache Zusammenhänge und Handlungsanlässe erkennen, z. B.: ▶ Zusammenhänge in regelmäßig wiederkehrenden Situationen erkennen ▶ Phänomene beobachten und interpretieren ▶ Ressourcen identifizieren ▶ Gesetzliche Vorgaben bezogen auf das Pflegehandeln beachten und reflektieren	2

Kategorie	Stufe
Phänomene, einfache Zusammenhänge und Handlungsanlässe erkennen und Interventionen ableiten, z. B.: ▸ Pflegehandeln mit zentralen Theorien begründen ▸ Daten und Beobachtungen interpretieren und in einen grundlegenden theoretischen Kontext stellen ▸ Phänomene reflektieren, aus verschiedenen Perspektiven wahrnehmen und darüber diskutieren ▸ Gezielt und begründet aus Phänomenen Interventionen ableiten	3
Handlungsanlässe erkennen, Phänomene und Interventionen in einen theoretischen Kontext stellen, z. B.: ▸ Daten gezielt erheben, interpretieren und in einen theoretischen Kontext stellen ▸ Phänomene beobachten, interpretieren und diese mit Theorien und Konzepten in Verbindung bringen ▸ Mit vielfältigen, spezifischen Theorien und auch Forschungsergebnissen das Pflegehandeln begründen	4
Selbstständigkeit und Eigenaktivität	
Grundlegende und standardisierte Maßnahmen umsetzen, z. B.: ▸ Nach Standards, Regeln und Grundsätzen verfahren, auch in Notfallsituationen ▸ Übliche Maßnahmen und Assessmentverfahren durchführen ▸ Grundlegende Anforderungen ins Pflegehandeln integrieren ▸ Nachhaltig mit Ressourcen umgehen ▸ Lebenserhaltende Sofortmaßnahmen bis zum Eintreffen der Ärztin oder des Arztes einleiten	1
Standardisierte Maßnahmen und Konzepte umsetzen, z. B.: ▸ Konzepte, Prinzipien und Standards umsetzen, auch in Notfallsituationen ▸ Häufig wiederkehrende Maßnahmen und Routinen durchführen ▸ Bestehende Angebote und Technik nutzen ▸ In stabilen Situationen medizinische Maßnahmen durchführen	2
Umfangreichere Konzepte auswählen und umsetzen, z. B.: ▸ Bei der verordnungsgerechten Durchführung diagnostischer und therapeutischer Maßnahmen sowie bei der Infektionsprävention mitwirken ▸ Spezifische Pflegemaßnahmen durchführen ▸ Kurative und präventive Interventionen, die auf langfristige Wirkung angelegt sind, durchführen ▸ Kompensierende Maßnahmen einsetzen ▸ Individuelle Unterstützung leisten	3
Konzepte umsetzen und Mitwirkung bei der Entwicklung von Konzepten und Standards, z. B.: ▸ Spezifische Maßnahmen, die von Standards und Routinen abweichen, durchführen ▸ Schulungs- und Beratungskonzepte umsetzen ▸ Angebote und Maßnahmen selbst entwickeln ▸ Aktiv im Qualitätsmanagement mitwirken ▸ Bei der Entwicklung von Interventionen mitwirken ▸ Eigenständig Lösungen für Probleme entwickeln ▸ Invasive medizinische Maßnahmen durchführen	4

Kategorie	Stufe
Situationsspezifisches Handeln	
Handeln in unkomplizierten Situationen, z. B.: ▶ Handeln in Situationen, die stabil und überschaubar sind ▶ Handeln in Situationen, in denen der Zustand des zu pflegenden Menschen stabil und dauerhaft ist ▶ Einen Menschen mit überschaubarem Unterstützungsbedarf pflegen und versorgen	1
Handeln in wenig komplizierten Situationen, z. B.: ▶ Handeln in Situationen, die gelegentlich instabil sind ▶ Handeln in Situationen, in denen der Zustand des zu pflegenden Menschen dauerhaft, aber nicht immer, stabil ist ▶ Einen Menschen mit umfassenderem, aber überschaubarem Unterstützungsbedarf pflegen und versorgen	2
Handeln in komplizierten, gelegentlich instabilen Situationen, z. B.: ▶ Handeln in Situationen, die auch instabil sind ▶ Handeln in Situationen, in denen der Zustand des zu pflegenden Menschen auch gelegentlich instabil ist, dabei können verschiedene Gesundheitsstörungen vorliegen ▶ Einen Menschen mit umfassenderem Unterstützungsbedarf pflegen und versorgen, auch in der Sterbephase	3
Handeln in komplexen, spezifischen Situationen, z. B.: ▶ Handeln in Situationen, die wechselhaft und instabil sind ▶ Handeln in Situationen, in denen der Zustand des zu pflegenden Menschen wechselhaft und instabil ist, dabei können verschiedene und spezifische Gesundheitsstörungen vorliegen und der Unterstützungsbedarf ist sehr hoch ▶ Handeln in akuten, krisenhaften oder lebensbedrohlichen Situationen	4
Organisation von Prozessen	
Einfache Zusammenhänge erkennen, z. B.: ▶ Einfache Zusammenhänge verstehen ▶ Die Wirkung von Maßnahmen absehen können ▶ Versorgungskontexte kennen ▶ Zu pflegenden Menschen in den Pflegeprozess einbeziehen ▶ Eigene und die Aufgaben der anderen Personen kennen ▶ In Notfällen Hilfe leisten können	1
In einfachen (standardisierten) Zusammenhängen mitwirken, z. B.: ▶ In Notfällen den Einsatz der Ersthelfer/-innen bis zum Eintreffen der Ärztin oder des Arztes koordinieren ▶ Potenziale und Ressourcen identifizieren und nutzen ▶ Bei der Koordination und Organisation mitwirken ▶ Abstimmungsprozesse kennen	2

Kategorie	Stufe
Größere allgemeine Zusammenhänge erkennen und nutzen, z. B.: ▶ Mehrere Akteurinnen und Akteure (Mitarbeitende, Angehörige) einbeziehen ▶ Bei internen Abstimmungsprozessen und bei der Koordination der Pflege aktiv mitwirken ▶ Den Einfluss von gesellschaftlichen Entwicklungen, des Gesundheitssystems sowie der diesbezüglichen Gesetzgebung erfassen	3
Größere Zusammenhänge mitgestalten und organisieren, z. B.: ▶ Versorgungskontexte, externe Unterstützung sowie Netzwerke nutzen ▶ Im Schnittstellenmanagement/bei der integrierten Versorgung Mitverantwortung übernehmen ▶ Koordination und Organisation von Prozessen übernehmen ▶ Die Qualität der Pflege einschätzen, dokumentieren und weiterentwickeln ▶ An der Erarbeitung von Standards und Leitlinien mitwirken ▶ Kolleginnen und Kollegen, Auszubildende, Angehörige und Ehrenamtliche einarbeiten bzw. anleiten	4
Übernahme von Verantwortung	
Beteiligung und Handeln auf Anweisung, z. B.: ▶ Sich an der Begleitung und Unterstützung der zu pflegenden Menschen beteiligen ▶ Zu pflegende Menschen eigenverantwortlich kompensierend unterstützen ▶ Auf Anweisung und unter Aufsicht handeln	1
Mitwirkung, Assistenz, z. B.: ▶ Bei der Begleitung und Unterstützung der zu pflegenden Menschen mitwirken ▶ Im Rahmen des Kenntnisstands Verantwortung für die Durchführung einfacher Pflegemaßnahmen und für die Beobachtung übernehmen ▶ Bei der Versorgung zu pflegender Menschen assistieren	2
Eigenverantwortlich geplante Maßnahmen gestalten, z. B.: ▶ Geplante pflegerische Maßnahmen verantwortlich gestalten und durchführen ▶ Sich bei der Umsetzung von Pflege- und Versorgungskonzepten aktiv einbringen ▶ Aktiv im Pflegeprozess mitarbeiten und Maßnahmen mit den Beteiligten aushandeln	3
Verantwortung für den Pflegeprozess und Interventionsentscheidungen übernehmen, z. B.: ▶ Verantwortung für Entscheidungen im Pflegeprozess übernehmen ▶ Selbstständig und eigenverantwortlich handeln ▶ Interventionsentscheidungen treffen ▶ Aktiv den Pflegeprozess bearbeiten und Maßnahmen mit den Beteiligten aushandeln	4
Selbstreflexion und eigene Weiterentwicklung	
Selbstwahrnehmung der eigenen Grenzen, z. B.: ▶ Die Eigenwahrnehmung zum Ausdruck bringen ▶ Eigene Grenzen und Unsicherheiten kennen ▶ Selbstfürsorge betreiben ▶ Sich externe Hilfe holen und Unterstützungsangebote wahrnehmen	1

Kategorie	Stufe
Aktive Weiterentwicklung, z. B.: ▶ Eigene Grenzen erkennen und zeitnah agieren ▶ Sich zu ausgewählten Themen selbst neues Wissen erschließen ▶ Eine positive Einstellung zur eigenen Weiterentwicklung haben ▶ Lebenslanges Lernen als für die persönliche Weiterentwicklung erforderlich erkennen ▶ Medien für das Lernen nutzen	2
Eigenverantwortliche Weiterentwicklung, Erweiterung der eigenen Grenzen, z. B.: ▶ Den eigenen Entwicklungsstand und die persönliche Haltung reflektieren ▶ Die eigenen Grenzen reflektieren und Lernbedarf erkennen ▶ Erkennen, welche Informationen erschlossen werden müssen und sich diese aneignen, ggf. Unterstützung einfordern ▶ Das eigene Lernen bewerten und eigenverantwortlich weiterlernen	3
Selbstständige und permanente Weiterentwicklung, aktive Wissensbildung, z. B.: ▶ Wissensgrundlagen prüfen und ggf. anpassen ▶ Forschungsergebnisse auf die Praxis bezogen erschließen und bewerten ▶ Fragen für die Pflegeforschung entwickeln ▶ Sich darin einbringen, den Wissensbestand des Berufes weiterzuentwickeln	4
Berufliche Identität und Ethik	
Ethische Grundsätze kennen, z. B.: ▶ Ethische Prinzipien erkennen ▶ Menschenrechte und individuelle Gewohnheiten respektieren ▶ Ein Verständnis von der Geschichte der Pflege haben ▶ Die Entwicklungen des Berufes wahrnehmen und verfolgen	1
Den Beruf vor dem Hintergrund der ethischen Grundsätze reflektieren, z. B.: ▶ Erkennen, was der Wissensbestand für den Pflegeberuf bedeutet ▶ Die eigene berufliche Entwicklung wahrnehmen und reflektieren ▶ Machtgefüge in der pflegerischen Beziehung erkennen ▶ Konkurrierende ethische Haltungen wahrnehmen ▶ Sich der Grenzen des Berufes und der Vorbehaltsaufgaben bewusst sein	2
Sich selbst als Berufsangehörige vor dem Hintergrund der ethischen Grundsätze wahrnehmen, z. B.: ▶ Sich in der pflegerischen Beziehung als Berufsangehörige/-r positionieren ▶ Machtgefüge in pflegerischen Handlungsfeldern reflektieren ▶ Sich für Menschenrechte und individuelle Gewohnheiten einsetzen ▶ Den eigenen Platz in der Pflegegeschichte kennen ▶ Vorbehaltene Tätigkeiten als identitätsstiftende Aufgaben wahrnehmen	3

Kategorie	Stufe
Sich als Berufsangehörige aktiv in die Entwicklung des Berufes vor dem Hintergrund der ethischen Grundsätze einbringen, z. B.: ▶ Die Grenzen und Schnittstellen des Berufes wahrnehmen und reflektieren ▶ Auf Augenhöhe mit Angehörigen anderer Berufe agieren und die Maßnahmen zur Diagnostik und Behandlung abstimmen ▶ Delegieren können ▶ Den eigenen Entscheidungsspielraum reflektieren und nutzen ▶ Konkurrierende ethische Prinzipien abwägen ▶ Ein eigenes Pflegeverständnis und Überzeugungen haben und diese in das berufliche Handeln einbringen	4
Interaktion und Perspektivenübernahme	
Perspektive des Gegenübers erkennen und respektieren, z. B.: ▶ Die Bedürfnisse des zu pflegenden Menschen erkennen und respektieren ▶ Angehörige in den Pflegeprozess einbeziehen ▶ Die Anwendung verschiedener Interaktionsformen kennen ▶ In der pflegerischen Beziehung ein angemessenes Nähe-Distanz-Verhältnis berücksichtigen ▶ Probleme in der Kommunikation erkennen ▶ Zu pflegende Menschen bei der selbstbestimmten Lebensgestaltung unterstützen ▶ Einen wertschätzenden Umgang pflegen ▶ Zu allgemeinen Fragestellungen informieren	1
Verschiedene Perspektiven der Beteiligten erkennen und respektieren, z. B.: ▶ Mit zu Pflegenden und Bezugspersonen eine pflegerische Beziehung aufbauen ▶ Prinzipien der Kommunikation kennen und anwenden ▶ Individuelle Werthaltungen berücksichtigen ▶ Sich mit zu pflegenden Menschen individuell abstimmen ▶ Sich auf den Entwicklungsstand eines zu pflegenden Menschen einstellen und sich einlassen können ▶ Probleme in der Kommunikation erkennen und Maßnahmen der Problemlösung einsetzen ▶ Bezugspersonen anleiten	2
Verschiedene Perspektiven der Beteiligten respektieren, sie unterstützen und fördern, z. B.: ▶ Bei der Beratung und Anleitung Angehörige einbeziehen ▶ Familie als System wahrnehmen ▶ Nähe und Distanz aktiv ausbalancieren ▶ Sich mit mehreren Beteiligten abstimmen, mit ihnen abwägen und aushandeln ▶ Die Perspektiven und Bedürfnisse mehrerer Beteiligter wahrnehmen und respektieren ▶ Die individuelle Bewältigung und Selbstverwirklichung zu pflegender Menschen unterstützen ▶ Die Integration zu pflegender Menschen unterstützen	3

Kategorie	Stufe
Verschiedene, ggf. widersprüchliche Perspektiven der Beteiligten respektieren und Prozesse aushandeln, z. B.: ▶ Mit divergierenden Werthaltungen und Diversität professionell umgehen ▶ Weitergehende Interaktionsformen einsetzen ▶ Die Beziehung zwischen zu Pflegenden und Bezugspersonen verständigungsorientiert gestalten ▶ Das Recht aller Beteiligten wahren ▶ Mit Wertvorstellungen, die von den eigenen sehr abweichen, professionell umgehen ▶ Zu komplexen Fragestellungen informieren ▶ Zu Pflegenden und Bezugspersonen zur Selbstpflege befähigen ▶ Entscheidungsfindung aktiv fördern	4
Konfliktlöseverhalten	
Wahrnehmung problematischer Kommunikationssituationen, z. B.: ▶ Konflikte und Kommunikationsprobleme erkennen ▶ Gewalt wahrnehmen, erkennen und im Ansatz deuten	1
Aktives Problemlöseverhalten mit einfachen Mitteln, z. B.: ▶ Dilemmata erkennen ▶ In Problemsituationen Handlungsalternativen ermitteln ▶ Argumente für eine Entscheidungsfindung in problematischen Situationen finden	2
Einsatz von Strategien zur Problemlösung, z. B.: ▶ Strategien zur Problemlösung einsetzen ▶ Unterstützung in Anspruch nehmen oder einfordern ▶ Frühzeitig und gezielt Problemen begegnen	3
Entwicklung von Strategien zur Problemlösung, z. B.: ▶ Kollegiale Beratung geben ▶ Die eigene Rolle in Problemsituationen reflektieren ▶ Einen aktiven Part bei Konfliktlösungen einnehmen ▶ Zielgerichtet an Konfliktlösungen teilnehmen ▶ An Strategien zur Konfliktlösung arbeiten ▶ Interprofessionelle Gespräche zur gemeinsamen Entscheidungsfindung in Dilemmasituationen führen	4

4.3 Checkliste zur Einschätzung von Leistungen und Aufgabenanforderungen in der praktischen Pflegeausbildung

Tabelle 11: Checkliste zur Einschätzung von Leistungen und Aufgabenanforderungen in der praktischen Pflegeausbildung

Kategorie	Stufe
Fachsystematische Kenntnisse	
▶ Elementares allgemeines Wissen	**1**
▶ Grundlegendes Fachwissen	**2**
▶ Grundlegendes und erweitertes Fachwissen	**3**
▶ Vertieftes fachtheoretisches und vernetztes Wissen	**4**
Beobachtung und Urteilsbildung	
▶ Phänomene erkennen	**1**
▶ Phänomene, einfache Zusammenhänge und Handlungsanlässe erkennen	**2**
▶ Phänomene, einfache Zusammenhänge und Handlungsanlässe erkennen und Interventionen ableiten	**3**
▶ Handlungsanlässe erkennen, Phänomene und Interventionen in einen theoretischen Kontext stellen	**4**
Selbstständigkeit und Eigenaktivität	
▶ Grundlegende und standardisierte Maßnahmen umsetzen	**1**
▶ Standardisierte Maßnahmen und Konzepte auswählen und umsetzen	**2**
▶ Umfangreichere Konzepte auswählen und umsetzen	**3**
▶ Konzepte umsetzen und Mitwirkung bei der Entwicklung von Konzepten und Standards	**4**
Situationsspezifisches Handeln	
▶ Handeln in unkomplizierten Situationen	**1**
▶ Handeln in wenig komplizierten Situationen	**2**
▶ Handeln in komplizierten, gelegentlich instabilen Situationen	**3**
▶ Handeln in komplexen, spezifischen Situationen	**4**
Organisation von Prozessen	
▶ Einfache Zusammenhänge erkennen	**1**
▶ In einfachen (standardisierten) Zusammenhängen mitwirken	**2**
▶ Größere allgemeine Zusammenhänge erkennen und nutzen	**3**
▶ Größere Zusammenhänge mitgestalten und organisieren	**4**

Kategorie	Stufe
Übernahme von Verantwortung	
▶ Beteiligung und Handeln auf Anweisung	1
▶ Mitwirkung, Assistenz	2
▶ Eigenverantwortlich geplante Maßnahmen gestalten	3
▶ Verantwortung für den Pflegeprozess und Interventionsentscheidungen übernehmen	4
Selbstreflexion und eigene Weiterentwicklung	
▶ Selbstwahrnehmung der eigenen Grenzen	1
▶ Aktive Weiterentwicklung	2
▶ Eigenverantwortliche Weiterentwicklung, Erweiterung der eigenen Grenzen	3
▶ Selbstständige und permanente Weiterentwicklung, aktive Wissensbildung	4
Berufliche Identität und Ethik	
▶ Ethische Grundsätze kennen	1
▶ Den Beruf vor dem Hintergrund der ethischen Grundsätze reflektieren	2
▶ Sich selbst als Berufsangehörige vor dem Hintergrund der ethischen Grundsätze wahrnehmen	3
▶ Sich als Berufsangehörige aktiv in die Entwicklung des Berufes vor dem Hintergrund der ethischen Grundsätze einbringen	4
Interaktion und Perspektivenübernahme	
▶ Perspektive des Gegenübers erkennen und respektieren	1
▶ Verschiedene Perspektiven der Beteiligten erkennen und respektieren	2
▶ Verschiedene Perspektiven der Beteiligten respektieren, sie unterstützen und fördern	3
▶ Verschiedene, ggf. widersprüchliche, Perspektiven der Beteiligten respektieren und Prozesse aushandeln	4
Konfliktlöseverhalten	
▶ Wahrnehmung problematischer Kommunikationssituationen	1
▶ Aktives Problemlöseverhalten mit einfachen Mitteln	2
▶ Einsatz von Strategien zur Problemlösung	3
▶ Entwicklung von Strategien zur Problemlösung	4

Kompetenznetz zur Selbst- und Fremdeinschätzung mit Ausfüllhilfe

Abbildung 7: Kompetenznetz

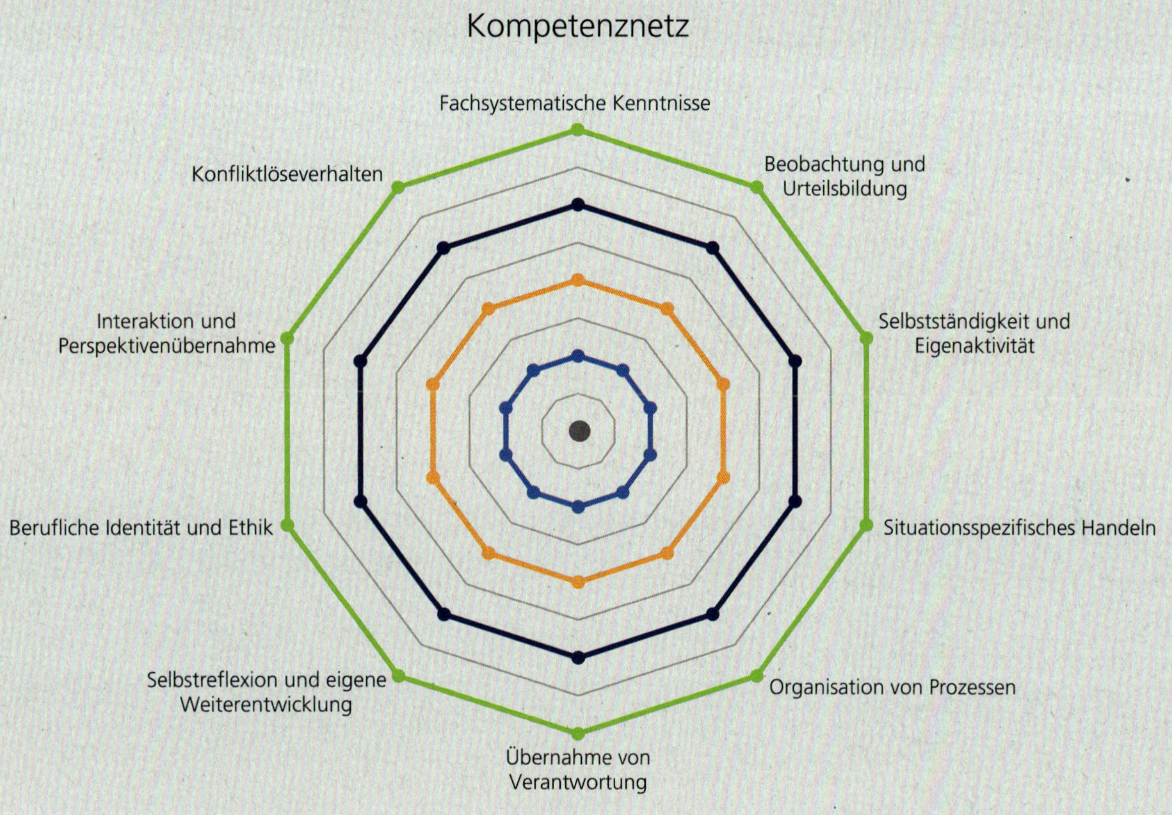

Ausfüllhilfe für Auszubildende

Das Kompetenznetz soll dazu dienen, dass Sie anhand von zehn Kategorien eine eigene Einschätzung Ihrer Kompetenzen vornehmen. Sie können im Diagramm eintragen, auf welchem Punkt Sie Ihre Fähigkeiten zwischen absolutem Neuling (Punkt im Zentrum) bis zum „Profi" einschätzen.

Die **blaue Linie** stellt einen Kompetenzstand dar, der nach dem ersten Ausbildungshalbjahr erreicht sein sollte. Auf der orangenen Linie sollten Sie sich nach der ersten Hälfte Ihrer Ausbildung befinden. Die **dunkelblaue Linie** stellt den Stand zum Zeitpunkt der Zwischenprüfung am Ende des zweiten Ausbildungsjahres dar. Die grüne Linie schließlich ist Ihr idealer Kompetenzstand zum Ausbildungsabschluss („Profi"). Sie platzieren einen Punkt zur Darstellung Ihres Kompetenzstandes auf einer gedachten Linie zwischen „Anfängerin oder Anfänger" (A) und „Profi" (P). Dabei müssen Sie nicht genau auf einer Linie landen. Bitte beachten Sie die folgenden Erläuterungen:

Fachsystematische Kenntnisse

- A: Sie haben gutes Allgemeinwissen für die Pflege.
- P: Sie haben vertieftes und vernetztes fachtheoretisches Wissen.

Beobachtung und Urteilsbildung

- A: Sie erkennen bei pflegebedürftigen Menschen Auffälligkeiten und sehen darin Anlässe zu pflegerischem Handeln.
- P: Sie können pflegerelevante Phänomene theoretisch einordnen und fachlich gesicherte Interventionen ableiten.

Selbstständigkeit und Eigenaktivität

- A: Sie setzen standardisierte grundlegende (Pflege-)Maßnahmen um.
- P: Sie wirken selbst an der Entwicklung von Konzepten für die Versorgung mit.

Situationsspezifisches Handeln

- A: Sie handeln sicher in überschaubaren Situationen.
- P: Sie handeln sicher in komplexen Situationen.

Organisation von Prozessen

- A: Sie kennen Handlungsabläufe in der Pflege.
- P: Sie steuern Pflegeprozesse in größeren Zusammenhängen.

Übernahme von Verantwortung

- A: Sie sind beteiligt, wirken mit und assistieren.
- P: Sie handeln und entscheiden eigenverantwortlich.

Selbstreflexion und eigene Weiterentwicklung

- A: Sie nehmen die Grenzen Ihres Wissens wahr.
- P: Sie entwickeln sich eigenverantwortlich weiter und eignen sich aktiv Wissen an.

Berufliche Identität und Ethik

- A: Sie haben Kenntnisse zum Pflegeberuf und seinen ethischen Grundsätzen.
- P: Sie identifizieren sich mit dem Beruf und agieren selbstständig auf Augenhöhe mit anderen an der Versorgung Beteiligten.

Interaktion und Perspektivenübernahme

- A: Sie erkennen und respektieren voneinander abweichende oder widersprüchliche Meinungen.
- P: Sie können bei voneinander abweichenden Meinungen Konsens herstellen.

Konfliktlöseverhalten

- A: Sie erkennen konflikthafte und problematische Situationen.
- P: Sie entwickeln aktiv Strategien zur Problemlösung.

4.4 Gesprächsleitfaden für Erst-, Zwischen- und Abschlussgespräch

Gesprächsleitfaden für das Erstgespräch
Reflexion der Ausbildungssituation
▸ *Welche Vorerfahrungen bringt die/der Auszubildende für diesen Einsatz mit?* ▸ *Welche Erwartungen hat die/der Auszubildende an diesen Einsatz?* ▸ *Welche Erwartungen hat die/der Praxisanleitende?*
Selbsteinschätzung der/des Auszubildenden
▸ *Wie schätzt die/der Auszubildende ihre/seine Kompetenzen zu Beginn dieses Einsatzes ein?* (Nutzen Sie hierfür das Kompetenznetz.) ▸ *Welche Niveaustufe kann von der/dem Auszubildenden bezogen auf ihren/seinen Ausbildungsstand erwartet werden?* (Nutzen Sie hierfür die Checkliste Kapitel 4.3.)
Ziele des Praxiseinsatzes
▸ *Welche Lernangebote gibt es in diesem Einsatz?* ▸ *Welche Kompetenzen können in diesem Einsatz angebahnt und erworben werden?* (siehe hierzu Ausbildungsplan) ▸ *Welche individuellen Ziele setzt sich die/der Auszubildende?* ▸ *Welche Vereinbarungen zu weiterem Lernbedarf wurden in den vorherigen Einsätzen getroffen?* ▸ *Welche Vereinbarungen über Arbeits- und Lernaufgaben in diesem Einsatz werden getroffen?*
Lern- und Arbeitsaufgaben der Pflegeschule
▸ *Welche Lern- und Arbeitsaufgaben (Praxisaufträge) wurden vonseiten der Schule gegeben?* ▸ *Welcher Unterstützungsbedarf besteht für die Bearbeitung dieser Aufgaben?*
Ergebnis und Vereinbarungen
▸ *Welche Absprachen für die kommende Zusammenarbeit werden getroffen? (Kommunikationsregeln, Ansprechpartner/-in, Dienstzeiten usw.)* ▸ *Gibt es noch Wünsche der/des Auszubildenden?*

Gesprächsleitfaden für das Zwischengespräch
Reflexion der Ausbildungssituation
▸ *Welche Erfahrungen hat die/der Auszubildende in diesem Einsatz mit der Praxisanleitung und Zusammenarbeit gemacht?* ▸ *Welche Erwartungen hat die/der Auszubildende an diesen Einsatz?* ▸ *Welche Erwartungen hat die/der Praxisanleitende?*
Selbsteinschätzung der/des Auszubildenden
▸ *Wie schätzt die/der Auszubildende ihre/seine Kompetenzen zum jetzigen Zeitpunkt des Einsatzes ein?* (Nutzen Sie hierfür das Kompetenznetz.) ▸ *Wurden die im Erstgespräch vereinbarten Ziele erreicht?* ▸ *Gibt es ggf. weitere Arbeits- und Lernaufgaben und ggf. weiteren Unterstützungsbedarf?* ▸ *Wie schätzt die/der Praxisanleitende die Kompetenzen der/des Auszubildenden ein?* (Nutzen Sie hierfür die Checkliste Kapitel 4.3.)
Ziele des Praxiseinsatzes
▸ *Welche weiteren Lernangebote gibt es in diesem Einsatz?* ▸ *Welche weiteren Kompetenzen können in diesem Einsatz angebahnt und erworben werden?* (siehe hierzu Ausbildungsplan) ▸ *Welche individuellen Ziele setzt sich die/der Auszubildende?* ▸ *Welche Vereinbarungen über weitere Arbeits- und Lernaufgaben in diesem Einsatz werden getroffen?*
Lern- und Arbeitsaufgaben der Pflegeschule
▸ *Wie ist der Bearbeitungsstand der Lern- und Arbeitsaufgaben (Praxisaufträge) von der Schule?* ▸ *Welcher Unterstützungsbedarf besteht für die Bearbeitung dieser Aufgaben?*
Ergebnis und Vereinbarungen
▸ *Welche Absprachen für die weitere Zusammenarbeit werden getroffen?* ▸ *Welche Empfehlungen und Vereinbarungen für den weiteren Verlauf des Einsatzes werden getroffen?*

Gesprächsleitfaden für das Abschlussgespräch

Reflexion der Ausbildungssituation

- *Welche Erfahrungen hat die/der Auszubildende in diesen Einsatz mit der Praxisanleitung und Zusammenarbeit gemacht?*
- *Wurden die Erwartungen der/des Auszubildenden erfüllt?*

Selbsteinschätzung der/des Auszubildenden

- *Wie schätzt die/der Auszubildende ihre/seine Kompetenzen zum Abschluss dieses Einsatzes ein?* (Nutzen Sie hierfür das Kompetenznetz.)
- *Wurden die im Erstgespräch vereinbarten Ziele erreicht?*
- *Wie schätzt die/der Praxisanleitende die Kompetenzen der/des Auszubildenden ein?* (Nutzen Sie hierfür die Checkliste Kapitel 4.3.)
- *Wurden die Erwartungen dem Ausbildungsstand entsprechend erfüllt?*

Lern- und Arbeitsaufgaben der Pflegeschule

- *Wurden die Lern- und Arbeitsaufgaben (Praxisaufträge) von der Schule bearbeitet?*
- *Wenn nein: Warum nicht? Was wäre nötig gewesen, um die Aufgaben zu bearbeiten?*

Ergebnis und Vereinbarungen

- *Welche Empfehlungen für den weiteren Verlauf der Ausbildung werden gegeben?*

4.5 Beispiel für eine Einsatzplanung in einer dreijährigen Vollzeitausbildung

Nachfolgend wird ein Beispiel für eine dreijährige Planung der Pflegeausbildung beginnend im Oktober gegeben. Hierin ist der in der Broschüre vorgeschlagene Wechsel von theoretischen und praktischen Ausbildungsanteilen eingeschrieben. Berücksichtigt werden zudem Urlaubs- und Prüfungszeiträume sowie die Jahreszeugnisse.

Die Tabelle kann als offene Excel-Datei von der Homepage des BIBB heruntergeladen werden (URL: https://www.bibb.de/veroeffentlichungen/de/publication/show/17175).

Die Datei ermöglicht mithilfe hinterlegter Formeln die Berechnung der Ausbildungszeiten und enthält Übersichten über die Abfolge der Praxiseinsätze und der curricularen Einheiten in den Unterrichtsblöcken. Sie kann von ausbildenden Einrichtungen und Pflegeschulen individuell angepasst werden.

Erstes Ausbildungsjahr

	1	2	3	4	5	6	7	8	9	10	11	12	13	14	15	16	17	18	19	20	21	22	23	24	25	26	27	28	29	30	31
Oktober	1	2	3	4	5	6	7	8	9	10	11	12	13	14	15	16	17	18	19	20	21	22	23	24	25	26	27	28	29	30	31
	Block 1 – CE 1 / CE 2 / CE 4																														
November	1	2	3	4	5	6	7	8	9	10	11	12	13	14	15	16	17	18	19	20	21	22	23	24	25	26	27	28	29	30	
Dezember	1	2	3	4	5	6	7	8	9	10	11	12	13	14	15	16	17	18	19	20	21	22	23	24	25	26	27	28	29	30	31
												Orientierungseinsatz (TdPA)																			
Januar	1	2	3	4	5	6	7	8	9	10	11	12	13	14	15	16	17	18	19	20	21	22	23	24	25	26	27	28	29	30	31
Februar	1	2	3	4	5	6	7	8	9	10	11	12	13	14	15	16	17	18	19	20	21	22	23	24	25	26	27	28			
März	1	2	3	4	5	6	7	8	9	10	11	12	13	14	15	16	17	18	19	20	21	22	23	24	25	26	27	28	29	30	31
	Probezeit Praxis					Block 2 – CE 03 - Probezeitbeurteilung Theorie																									
April	1	2	3	4	5	6	7	8	9	10	11	12	13	14	15	16	17	18	19	20	21	22	23	24	25	26	27	28	29	30	
	Urlaub														Block 3 – CE 04 / CE 05 / CE 06																
Mai	1	2	3	4	5	6	7	8	9	10	11	12	13	14	15	16	17	18	19	20	21	22	23	24	25	26	27	28	29	30	31
															Pflichteinsatz 1 (6 Wochen)																
Juni	1	2	3	4	5	6	7	8	9	10	11	12	13	14	15	16	17	18	19	20	21	22	23	24	25	26	27	28	29	30	
Juli	1	2	3	4	5	6	7	8	9	10	11	12	13	14	15	16	17	18	19	20	21	22	23	24	25	26	27	28	29	30	31
	Block 4 – CE 06 / CE 09 / CE 10																														
August	1	2	3	4	5	6	7	8	9	10	11	12	13	14	15	16	17	18	19	20	21	22	23	24	25	26	27	28	29	30	31
	Pflichteinsatz 1 (5 Wochen) – Jahresnoten Praxis																														
September	1	2	3	4	5	6	7	8	9	10	11	12	13	14	15	16	17	18	19	20	21	22	23	24	25	26	27	28	29	30	
	Urlaub																Block 5 – CE 08 / CE 09 / CE 10 – Jahreszeugnisse														

Zweites Ausbildungsjahr																															
Oktober	1	2	3	4	5	6	7	8	9	10	11	12	13	14	15	16	17	18	19	20	21	22	23	24	25	26	27	28	29	30	31
														Pflichteinsatz 2 (6 Wochen)																	
November	1	2	3	4	5	6	7	8	9	10	11	12	13	14	15	16	17	18	19	20	21	22	23	24	25	26	27	28	29	30	
																		Block 6 – CE 06 / CE 08 / CE 09 / CE 10													
Dezember	1	2	3	4	5	6	7	8	9	10	11	12	13	14	15	16	17	18	19	20	21	22	23	24	25	26	27	28	29	30	31
																			Pflichteinsatz 2 (6 Wochen)												
Januar	1	2	3	4	5	6	7	8	9	10	11	12	13	14	15	16	17	18	19	20	21	22	23	24	25	26	27	28	29	30	31
																											Urlaub				
Februar	1	2	3	4	5	6	7	8	9	10	11	12	13	14	15	16	17	18	19	20	21	22	23	24	25	26	27	28			
													Block 7 – CE 09 / CE 10																		
März	1	2	3	4	5	6	7	8	9	10	11	12	13	14	15	16	17	18	19	20	21	22	23	24	25	26	27	28	29	30	31
														Pflichteinsatz 3 (6 Wochen)																	
April	1	2	3	4	5	6	7	8	9	10	11	12	13	14	15	16	17	18	19	20	21	22	23	24	25	26	27	28	29	30	
																Block 8 CE 04 (60h-Seminar) / CE 09 (30h)															
Mai	1	2	3	4	5	6	7	8	9	10	11	12	13	14	15	16	17	18	19	20	21	22	23	24	25	26	27	28	29	30	31
											Pflichteinsatz 3 (5 Wochen)																				
Juni	1	2	3	4	5	6	7	8	9	10	11	12	13	14	15	16	17	18	19	20	21	22	23	24	25	26	27	28	29	30	
													Urlaub 15 Tage																		
Juli	1	2	3	4	5	6	7	8	9	10	11	12	13	14	15	16	17	18	19	20	21	22	23	24	25	26	27	28	29	30	31
						Pädiatrie (3 Wochen)													Block 9 Theorie CE 04 (20h) / CE 05 (100h) / CE 08 (30h)												
August	1	2	3	4	5	6	7	8	9	10	11	12	13	14	15	16	17	18	19	20	21	22	23	24	25	26	27	28	29	30	31
					ZP-Vorbereitung								Jahresnoten Praxis Zwischenprüfung							ZP-Theorie			Zwischenprüfung								
September	1	2	3	4	5	6	7	8	9	10	11	12	13	14	15	16	17	18	19	20	21	22	23	24	25	26	27	28	29		
								Block 10 – CE 07 / CE 11 – Jahresnoten Theorie																		Urlaub					

Drittes Ausbildungsjahr																															
Oktober	1	2	3	4	5	6	7	8	9	10	11	12	13	14	15	16	17	18	19	20	21	22	23	24	25	26	27	28	29	30	31
	Block 11 – CE 11														Pflichteinsatz Psychiatrie / KiJu-Psychiatrie / Gerontopsychiatrie (4 Wochen)																
November	1	2	3	4	5	6	7	8	9	10	11	12	13	14	15	16	17	18	19	20	21	22	23	24	25	26	27	28	29	30	
												Block 12 – CE 05 / CE 06 / CE 08 / CE 11																			
Dezember	1	2	3	4	5	6	7	8	9	10	11	12	13	14	15	16	17	18	19	20	21	22	23	24	25	26	27	28	29	30	31
										Vertiefungseinsatz (3 Wochen)																					
Januar	1	2	3	4	5	6	7	8	9	10	11	12	13	14	15	16	17	18	19	20	21	22	23	24	25	26	27	28	29	30	31
	Block 13 – / Projekt CE 04													Vertiefungseinsatz (5 Wochen)																	
Februar	1	2	3	4	5	6	7	8	9	10	11	12	13	14	15	16	17	18	19	20	21	22	23	24	25	26	27	28	29		
																			Urlaub												
März	1	2	3	4	5	6	7	8	9	10	11	12	13	14	15	16	17	18	19	20	21	22	23	24	25	26	27	28	29	30	31
									Block 14 Theorie CE 05 (60h) / CE 06 (30h) / CE 08 (40h) / CE 10 (40h)																						
April	1	2	3	4	5	6	7	8	9	10	11	12	13	14	15	16	17	18	19	20	21	22	23	24	25	26	27	28	29	30	
														Vertiefungseinsatz (5 Wochen)																	
Mai	1	2	3	4	5	6	7	8	9	10	11	12	13	14	15	16	17	18	19	20	21	22	23	24	25	26	27	28	29	30	31
																					Urlaub										
Juni	1	2	3	4	5	6	7	8	9	10	11	12	13	14	15	16	17	18	19	20	21	22	23	24	25	26	27	28	29	30	
								Block 15 – CE 05 / CE 07 / CE 09																							
Juli	1	2	3	4	5	6	7	8	9	10	11	12	13	14	15	16	17	18	19	20	21	22	23	24	25	26	27	28	29	30	31
				Weiterer Einsatz (2,5 Wochen)																		U	schriftl. Prüfungen								
August	1	2	3	4	5	6	7	8	9	10	11	12	13	14	15	16	17	18	19	20	21	22	23	24	25	26	27	28	29	30	31
	Weiterer Einsatz im Versorgungsbereich des Vertiefungseinsatzes – praktische Prüfungen																														
September	1	2	3	4	5	6	7	8	9	10	11	12	13	14	15	16	17	18	19	20	21	22	23	24	25	26	27	28	29	30	
	Block 16 – Stunden aus CE 04 / CE 05 / CE07 / CE 08 / CE 09 / CE 10 – mündl. Prüfungen																													Urlaub	

LITERATURVERZEICHNIS UND WEITERFÜHRENDE LITERATUR

Bundesministerium für Familie, Senioren, Frauen und Jugend (Hrsg.): Die praktische Altenpflegeausbildung. Ein Handbuch für ambulante und stationäre Pflegeeinrichtungen. Berlin 2014. URL: https://www.bmfsfj.de/resource/blob/93520/aecf73a1b7a7fd7d7772a2576e079d3d/die-praktische-atenpflegeausbildung-handbuch-data.pdf (Stand: 28.01.2021)

Bundesinstitut für Berufsbildung (Hrsg.): Musterentwurf zum Ausbildungsnachweis. Empfehlungen für den Nachweis der praktischen Pflegeausbildung nach § 60 Abs. 5 Pflegeberufe-Ausbildungs- und -Prüfungsverordnung – PflAPrV, Bonn 2019. URL: https://www.bibb.de/dokumente/pdf/Musterentwurf-Ausbildungsnachweis.pdf (Stand: 28.01.2021)

Bundesinstitut für Berufsbildung (Hrsg.): Kooperationsverträge in der beruflichen Pflegeausbildung: Fachworkshop-Empfehlungen zur Umsetzung in der Praxis. BIBB-Preprint, Version 1.1, Bonn 2019. URL: https://lit.bibb.de/vufind/Record/DS-184381 (Stand: 28.01.2021)

Darmann-Finck, Ingrid: Die generalistische Ausbildung – Konsequenzen für die curriculare Arbeit an den Schulen. Foliensatz des Vortrags auf dem Pflegetag Rheinland-Pfalz am 17. April 2018. URL: https://www.pflegetag-rlp.de/files/pflegetag/Vortraege%202018/Session%2010%20a_Darmann-Finck.pptx (Stand: 28.01.2021)

Darmann-Finck, Ingrid: Vom Mustercurriculum zum schuleigenen Curriculum. Präsentation Bremen 2019. URL: http://nakomm.ipp.uni-bremen.de/wp-content/uploads/2019/03/Vortrag-schulinterne-Curriculum_Darmann_Finck.pdf (Stand: 28.01.2021)

Dehnbostel, Peter: Lernen im Prozess der Arbeit. Münster u. a. 2007

Fachkommission nach § 53 Pflegeberufegesetz: Rahmenpläne der Fachkommission nach § 53 PflBG. 2. Aufl. o. O. 2020a. URL: https://www.bibb.de/veroeffentlichungen/de/publication/show/16560 (Stand: 28.01.2021)

Fachkommission nach § 53 Pflegeberufegesetz: Begleitmaterialien zu den Rahmenplänen der Fachkommission nach § 53 PflBG. o. O. 2020b. URL: https://www.bibb.de/veroeffentlichungen/de/publication/show/16613 (Stand: 28.01.2021)

Flaiz, Bettina: Unterschiede professioneller Identität von Pflegefachpersonen in Australien und Deutschland – eine Ländervergleichsstudie. Weinheim 2019

Hundenborn, Gertrud: Fallorientierte Didaktik in der Pflege. München 2007

Igl, Gerhard: Gesetz über die Pflegeberufe. Praxiskommentar, 2. Aufl. Heidelberg 2019

Reetz, Lothar; Seyd, Wolfgang: Curriculare Strukturen beruflicher Bildung. In: Arnold, Rolf; Lipsmeier, Antonius (Hrsg.): Handbuch der Berufsbildung. 2. überarbeitete und aktualisierte Aufl. Wiesbaden 2006, S. 227–259

RÜSCHOFF, Britta: Methoden der Kompetenzerfassung in der beruflichen Erstausbildung in Deutschland. Eine systematische Überblicksstudie. Bonn 2019. URL: https://www.bibb.de/veroeffentlichungen/de/publication/show/10485 (Stand: 28.01.2021)

SAUL, Surya; JÜRGENSEN, Anke: Handreichung für die Pflegeausbildung am Lernort Pflegeschule. BIBB-Preprint, Bonn 2021. URL: https://lit.bibb.de/vufind/Record/DS-185933 (Stand: 06.04.2021)

VERZEICHNIS DER GESETZESTEXTE

Ausbildungs- und Prüfungsverordnung für den Beruf der Altenpflegerin und des Altenpflegers (Altenpflege-Ausbildungs- und Prüfungsverordnung – AltPflAPrV), Ausfertigungsdatum 26.11.2002

Ausbildungs- und Prüfungsverordnung für die Berufe in der Krankenpflege (KrPflAPrV) V. v. 10.11.2003

Ausbildungs- und Prüfungsverordnung für die Pflegeberufe (PflAPrV) – Pflegeberufe-Ausbildungs- und -Prüfungsverordnung vom 2. Oktober 2018 (BGBl. I S. 1572), die durch Artikel 10 des Gesetzes vom 19. Mai 2020 (BGBl. I S. 1018) geändert worden ist

Gesetz über die Berufe in der Altenpflege (Altenpflegegesetz – AltPflG) – Altenpflegegesetz in der Fassung der Bekanntmachung vom 25. August 2003

Gesetz über die Berufe in der Krankenpflege (Krankenpflegegesetz – KrPflG) vom 16. Juli 2003

Gesetz über die Berufe in der Krankenpflege (Krankenpflegegesetz – KrPflG) vom 4. Juni 1985

Gesetz über die Pflegeberufe (PflBG) – Pflegeberufegesetz vom 17. Juli 2017 (BGBl. I S. 2581), das zuletzt durch Artikel 9 des Gesetzes vom 19. Mai 2020 (BGBl. I S. 1018) geändert worden ist